临证经验方精选

主　编　刘　岩

天津出版传媒集团
天津科学技术出版社

图书在版编目（CIP）数据

临证经验方精选 / 刘岩主编. -- 天津 ：天津科学技术出版社，2025. 1.
ISBN 978-7-5742-2665-4
Ⅰ. R289.5
中国国家版本馆 CIP 数据核字第 20251W3N13 号

临证经验方精选
LINZHENG JINGYANFANG JINGXUAN
责任编辑：张　跃
出　　版：天津出版传媒集团 / 天津科学技术出版社
地　　址：天津市西康路 35 号
邮　　编：300051
电　　话：（022）23332399
网　　址：www.tjkjcbs.com.cn
发　　行：新华书店经销
印　　刷：廊坊市国彩印刷有限公司

开本 787×1092　1/16　印张 7.25　插页 2　字数 163 000
2025 年 1 月第 1 版第 1 次印刷
定价：68.00 元

编写人员名单

主　　编： 刘　岩

副 主 编： 张红霞　李译辰

编　　委： 丛日双　杜泽珺　付利华　高嘉蕾　黄丹妮　贾轲欣
李青妹　刘晨阳　刘小琪　祁向争　王雅郡　吴雪莹
徐逸凡　许　诺　杨　帆　袁宏伟　张　瑞　朱林平

特别致谢： 步　曦　曹　莹　曾小艳　常晓雨　陈　龙　陈　平
程梦宇　黄　庆　姬壮壮　贾春平　兰金花　李　侠
李玉国　林家冉　刘建峰　刘　坤　刘朋良　刘云龙
刘长玉　刘卓衡　马志豪　潘　旭　邵绍丰　孙非非
覃　晋　王　雪　谢作钢　尹硕淼　张金梅　张召强
赵　丹　赵　扬　郑飞飞　周　祺　周　月　朱明丹

全国名老中医于志强教授简介

于志强教授传略

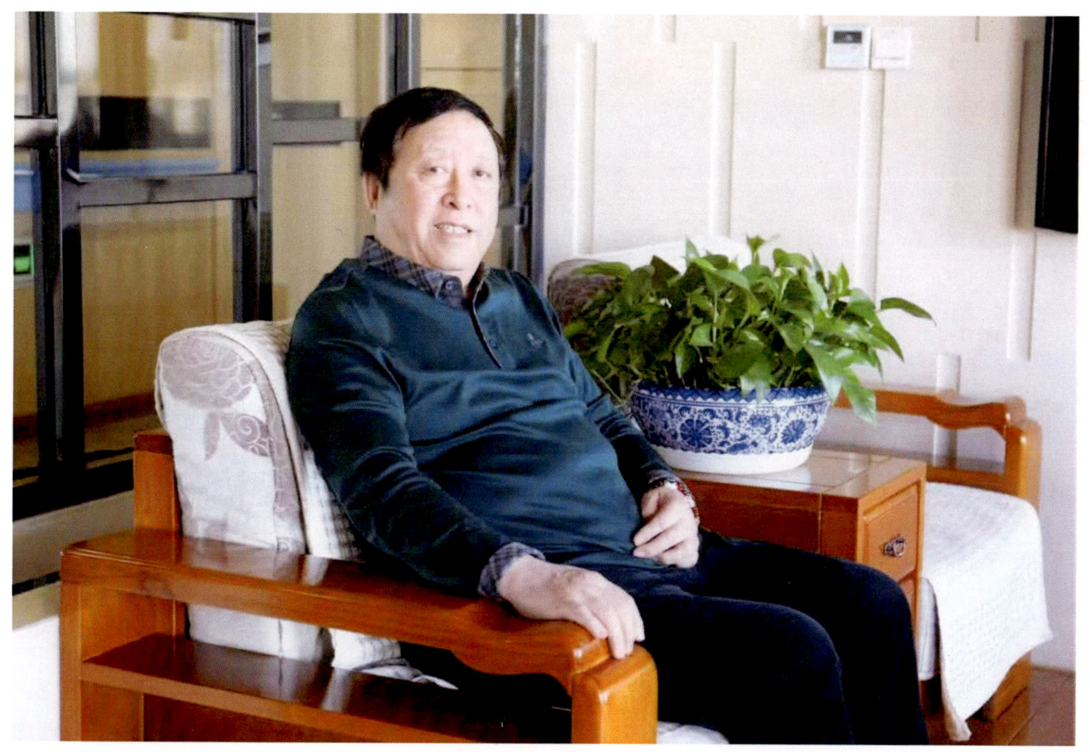

于志强，男，天津市人，天津中医药大学第二附属医院主任医师，硕士研究生导师。全国中医临床优秀人才指导老师，全国第四批、第五批、第六批老中医药专家经验继承工作指导老师，全国名老中医传承工作室指导老师，天津市中医传承工作室指导老师。曾任天津中医药大学第二附属医院内科部部长，心内科主任，中医心病研究室主任，中医内科教研室主任等职务。曾担任全国中医学会心病专业委员会秘书长，全国仲景学会委员，天津市中西医结合糖尿病专业委员会委员，天津市卫生技术高级资格评审委员会专家。

于志强教授自从医五十年来，坚定不移地走“读经典、拜名师、勤临床”的中医道路，博览群书，博采古今，熟读李念莪辑注的《内经知要》，张仲景《伤寒杂病论》《金匮要略》，朱震亨《丹溪心法》《格致余论》，赵献可《医贯》，叶天士《叶天士医案》，李中梓《医宗必读》，程国彭《医学心悟》，林佩琴《类证治裁》，王清任《医林改错》等经典古代医籍。临证选方精当为要，活用经方、时方，用药巧妙，颇具匠心；善于专病用专药，临床知行并重，治病屡起沉疴；讲究理、法、方、药运用规范，用药主张四两拨千斤，不投猛剂，不用大剂，平中见奇，善于洞悉病机转归，对疾病治疗过程中的证候变化，随证应变，游刃有余，形成了独特而珍贵的学术思想体系。

从 20 世纪 80 年代初开始，于教授便注重现代医学实验与中医心病临床结合研究，他又先后研制了降压护心煎 I 号、降压护心煎Ⅱ号、冠心煎 I 号、冠心煎Ⅱ号、强心冲剂、甲亢煎等一系列院内制剂，广泛应用于临床，取得非常理想的疗效，1994 年被评为天津中医药大学第二附属医院“高血压的希望之星”。他主持完成了“强心冲剂治疗充血性心力衰竭临床与实验研究”，荣获天津科委科学技术进步三等奖。于志强教授从医 50 年来，探求岐黄，辛勤耕耘，笔耕不辍，著立新说，建树颇丰，先后发表学术论文 60 余篇，参编《临床中医内科学》《中医病症诊疗全书》两部专著。

主编介绍

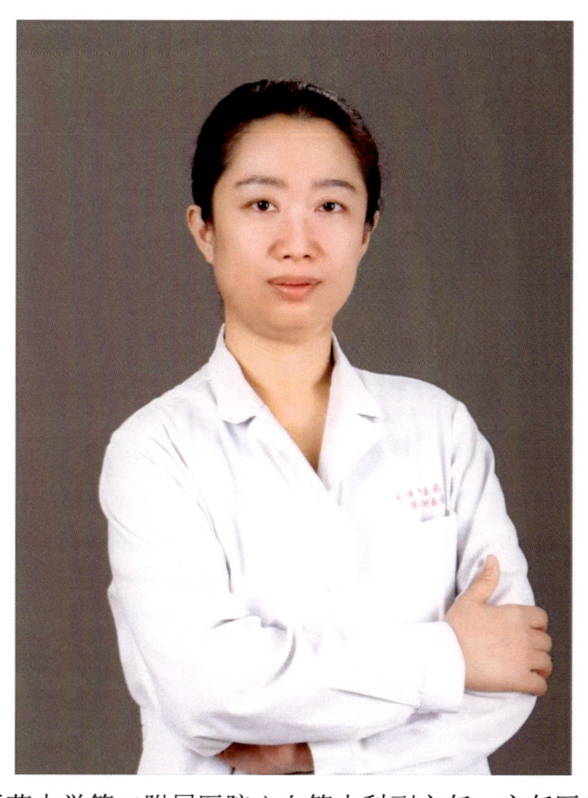

刘岩，天津中医药大学第二附属医院心血管内科副主任，主任医师，硕士生导师。第五批全国中医临床优秀人才。杜武勋全国名中医工作室负责人。第五批全国老中医药专家学术经验传承人，师承于志强教授。天津中西医结合学会老年医学专业委员会副主任委员。天津市中医药学会养生专业委员会副主任委员。天津中西医结合学会心血管疾病专业委员会委员。从医 20 余年，擅长中西医结合治疗心血管系统疾病，临床经验丰富。在难治性高血压治疗方面，提出了“调畅气络，疏通血络”的治疗思路，以疏肝通络、破血通络、补虚通络等为主要治疗原则，临床效果显著。

前　言

中医药是中华民族的瑰宝，一定要保护好，发掘好，发展好，传承好。中医药学有着数千年的历史，是我国人民长期同疾病做斗争积累的丰富经验的总结，是我国古代朴素唯物主义哲学思想与医疗实践相结合的产物，也是我国优秀民族文化遗产的一个重要组成部分，被誉为传统文化的瑰宝。老中医学术思想和诊疗经验是中医药知识的精华与载体，正是他们的传承，才使得历代医家的学术思想得以完整地保留下来；也正是他们的不断创新，客观上促进了中医学知识不断完善、丰富和发展，他们的临床经验、学术特长、学术思想是在其数十年的医疗实践生涯中反复酝酿积淀而形成的，是中医药学这个伟大宝库中的精华所在。积极挖掘、整理和研究名老中医临证思维和临床经验对发掘与传承祖国医学、加强自信与创新中医具有极其重要的意义。

于志强教授是全国较早从事中医心病研究的中医专家，是第四批、第五批、第六批全国老中医药专家学术经验继承工作指导老师，全国中医临床优秀人才指导老师，从事中西医结合临床工作 50 载，在治疗心血管疾病、内分泌疾病及内科杂证的研究、发展方面积累了丰富而宝贵的经验，在中医心病领域做出了许多开创性的工作。

于志强教授在临床工作中崇尚以“病证结合”作为心血管疾病诊疗的指导思想，推崇“气机条达为本”的“调和平衡观”，以“调畅气机，恢复气机平衡”为主旨。在辨证方面，他勤求古训，博采众方，勇于创新，在“八纲辨证”的基础上，重视气血辨证，且认为“郁滞”是百病之始，贯穿疾病发生发展全过程。“血气不和，百病乃变化而生”，于志强教授认为，气机升降失调、气血不和、郁而为病是疾病的基本病机，而肝气郁结是产生诸郁的基础，治疗当以开郁为先，目的在于恢复气血流通的本性。于志强教授私淑朱震亨之学，尤其对朱氏杂病证治心法体会最深，又吸纳了戴思恭、赵献可等医家治郁之精华，他认为五脏之中，肝之特性别具一格，既贮藏有形之血，又疏泄无形之气，联系脏腑最多，肝胆经络在体内循行分布最广，运行全身气血，联络脏腑肢节，沟通上下内外，使人体各部相互协调，共同完成各种生理活动，故倡导“内科杂病从肝论治”。

于志强教授工作室团队，收集整理于主任临证医案、整理学术思想，已发表《于志强临证经验辑录》《于志强药对与应用》著作两部，受到广大同行认可和好评。编者进一步挖掘总结，选取于教授临证常用方 30 首，以及临床验案等，整理成册，可供各层次的中医临床医师、中医爱好者参考使用。

前　言

目　　录

第一章　心血管疾病……（1）

一、冠心煎Ⅱ号……（1）

二、降压护心煎Ⅰ号……（3）

三、降压护心煎Ⅱ号……（5）

四、抗早复脉Ⅱ号……（7）

五、强心煎Ⅰ号……（9）

第二章　脑血管疾病……（13）

一、天茶温胆汤……（13）

二、头痛灵验方……（15）

三、偏瘫活络Ⅰ号……（17）

第三章　神经系统疾病……（21）

一、化瘀还魂煎……（21）

二、双夏温胆汤……（23）

第四章　呼吸系统疾病……（27）

一、喉源性咳嗽方……（27）

二、清肺定喘汤……（29）

三、加味四子养亲汤……（31）

第五章　消化系统疾病……（35）

一、参芍百合乌药汤……（35）

第六章　肝胆系统疾病……（37）

一、消癖煎……（37）

二、消瘿煎……（39）

第七章　泌尿生殖系统疾病……（43）

一、通淋排石汤……（43）
二、前列腺消癥方……（45）
三、血精方Ⅰ号……（47）
四、九子益仁汤……（50）
第八章　内分泌及代谢紊乱疾病……（53）
一、消渴煎Ⅱ号……（53）
二、甲亢煎……（55）
三、越鞠降脂煎……（57）
四、清肝降脂煎……（59）
第九章　气血津液疾病……（63）
一、足肿方……（63）
二、单臂水肿方……（65）
第十章　妇科疾病……（69）
一、逍遥启宫合剂……（69）
第十一章　外科疾病……（73）
一、疱疹合剂Ⅱ号方……（73）
二、痤疮合剂……（75）
三、口疮合剂……（77）
第十二章 验案举偶……（81）
一、胸痹心痛（冠状动脉粥样硬化性心脏病）……（81）
二、心悸（心律失常）……（83）
三、眩晕（原发性高血压病）……（83）
四、眩晕（内耳眩晕症）……（85）
五、水肿（上肢水肿）……（85）
六、水肿（下肢水肿）……（86）
七、瘿病（甲状腺功能亢进症）……（87）
八、肥气（脂肪肝）……（87）
九、不寐（失眠）……（88）

十、乳癖（乳腺结节）…………（91）
十一、少阳头痛（偏头痛）…………（92）
十二、淋证（前列腺增生症）…………（93）
十三、消渴（2 型糖尿病）…………（94）
十四、疱疹（单纯疱疹）…………（96）
十五、粉刺（痤疮）…………（97）
十六、月经不调（闭经）…………（97）
十七、口疮（口腔溃疡）…………（98）
十八、血精（精囊炎）…………（99）
十九、石淋（泌尿系结石）…………（100）
参考文献…………**（102）**

第一章　心血管疾病

一、冠心煎Ⅱ号

（一）方药组成

半夏 10 克	瓜蒌皮 15 克	黄连 10 克	丹参 30 克
檀香 6 克	砂仁 6 克	郁金 10 克	石菖蒲 10 克
水蛭 3 克			

（二）功效

清热涤痰，活血行痹。

（三）适应证

心胸闷痛，或灼痛，口黏口臭，呕恶纳呆，或形体肥胖，或大便黏腻不爽，舌质紫暗或边有紫斑，脉象弦滑。

（四）方解

冠心煎Ⅱ号方主要是针对痰热瘀血互结痹阻心脉而致的胸痹心痛而设，临床上主要以心胸闷痛，或灼痛，口黏口臭，呕恶纳呆，或形体肥胖，或大便粘腻不爽，舌质紫暗或边有紫斑，脉象弦滑为其辨证要点。本方中半夏、黄连、瓜蒌皮的配伍，名曰小陷胸汤，该方出自《伤寒论》：“小结胸病，正在心下，按之则痛，脉浮滑者，小陷胸汤主之”。小陷胸汤方中组成药物为黄连一两，半夏半升，栝楼实大者一枚。其中黄连苦寒，可清散心下之热结。《本草正义》言黄连“上以清风火之目病……下以通腹痛之滞下”。半夏辛温，有燥湿化痰、消痞散结之效，《药性论》述“半夏消痰……去胸中痰满，下肺气”。瓜蒌，甘寒清润，如《本草纲目》言瓜蒌具有“润肺燥，降火，治咳嗽，涤痰结，利咽喉。”“止消渴，利大肠”之效。此方中瓜蒌皮既可助黄连清热，又可助半夏涤痰理气散结，三药共奏清热涤痰、理气散结之功。正如《金镜内台方议》言小陷胸汤“治心下结痛，气喘而闷”的痰热互结于胸之证。方中重用丹参以活血化瘀，行气止痛，丹参苦微寒，入心、心包经，《神农本草经》首先论述该药的功效“主心腹邪气，肠鸣幽幽如走水，寒热积聚，破癥除瘕，止烦满，益气”；《本草便读》认为丹参“活血之力有余，为调理血分之首药”；《本草求真》指出丹参一药的作用关键在于活血祛瘀，即“丹参，书载能入包心络破瘀一语，已尽丹参之功效矣”。正所谓：“一味丹参饮，功同四物汤”。同时，现代药理研究发现丹参中所含的脂溶性丹参酮类能极大地扩张冠脉，增加冠脉血流量，改善心肌缺血。它主要从保护心肌、抗动脉粥样硬化、抗血小板凝集与血栓形成三个方面发挥保护心脑血管的药理作用。砂仁辛温，行气调中、和胃醒脾，《景岳全书》：“砂仁，味辛，微苦，气温。和脾行气，消食逐寒，除霍乱，止恶心，消胀满，安气滞之胎，却腹痛……入肺肾膀胱，各随使引。”现代研究也表明砂仁具有胃肠保护、镇痛、抗炎、止泻等药理作用。檀香利胸膈、调脾胃。《本草纲目》：“白檀辛温，气分药也。故能理卫气而调脾肺，利胸膈。”《景岳全书》言檀香：“味辛，气温。煎服之可散冷气，止心腹疼痛，定霍乱，和胃气，开噎膈，止呕吐，进饮食。”现代药理研究称檀香萜类成分调节胃肠道功能的作用与其行气温中、开胃止痛的传统功效具有一致性。因古训“脾为生痰之器，肺为储痰之器”故砂仁与檀香合用，健脾化痰，既从源头祛湿化痰，又遵“治痰必先行气”的古训，行气和中，使痰动湿去又不伤正。郁金味苦辛温，可以活血止痛，行气解郁，为血中之气药。《本草纲目》言：“郁金入心及包络，治血病”。《景岳全书》又言：“郁金善下气，破恶血，去血积，止吐血衄血”。《本草备要》又言郁金：“宣，行气解郁；泻，泄血破瘀。辛苦气寒。纯阳之品，其性轻扬上行，入心及包络，兼入肺经。凉心热，散肝郁，下气破血，行滞气，亦不损正气；破瘀血，亦能生新血”。方中郁金既可助丹参活血行气，又可清心热、逐久瘀。现代药理研究表明郁金可以抑制血小板的聚集，进而降低血液黏度，以实现通利血脉与活血化瘀的成效。石菖蒲辛苦温散，开窍化湿和胃。《本草纲目》载其：“心积伏梁……治中恶猝死，客忤癫痫，下血崩中，安胎漏”。《本草分经》言石菖蒲：“开心孔利九窍，去湿除风，消痰积治惊痫，疗热闭胸膈。”《本草新编》言：“石菖蒲，能开心窍，善通气……除烦闷。”现代药理研究发现其挥发油能对心肌损伤后减少血小板聚集，降低血栓对心肌缺血再灌注损伤、血管重构起到保护作用。于教授认为丹参色赤入心经，以活血凉血养心见长，石菖蒲辛温芳香可开九窍，以祛痰开窍为要，两者合用，一宣一通，一寒一温，一痰一瘀，痰浊与瘀血并治，活血与涤痰共存；水蛭，味咸平。《神农本草经》言水蛭：“主逐恶血瘀血破血瘕积聚，无子，利水道。生池泽”。其药理作用主要为抗凝血、抗血栓、抗动脉粥样硬化、降血脂等。因虫类药物善走行，破瘀徵，进而大大增强全方逐瘀之效。方中半夏、黄连、瓜蒌配伍，清热涤痰散结，郁金、丹参以行气活血，祛瘀生新，妙用砂仁、檀香行气可温中和胃，使气行痰自动，佐使水蛭破血逐瘀，全方共奏清热化痰，活血行痹之功。

（五）临床加减

1. 若伴心悸明显者，加生龙齿 30 克，苦参 8 克，清热燥湿，镇心定悸。
2. 若伴心中懊恼者，加炒栀子 10 克，豆豉 10 克，清热宣热除烦。
3. 若伴大便秘结者，加生大黄，通腑泄热。
4. 若伴腹胀明显者，加厚朴 10 克，大腹皮 15 克，理气除胀。

（六）煎服法

每日一剂，水煎两次，共 300 毫升，分早、晚两次服。

（七）结语

冠状动脉粥样硬化性心脏病简称冠心病，是指冠状动脉发生粥样硬化引起管腔狭窄或闭塞，导致心肌缺血缺氧坏死而引起的心脏病。近年来其发病率逐年增加，临证时以心前区憋闷疼痛，兼以乏力、心悸、汗出为多见。常见的危险因素包括吸烟、肥胖、血压血脂异常等。西医常予药物治疗、介入支架、冠状动脉旁路移植术等以缓解症状。冠心病隶属于中医“胸痹心痛”的范畴，胸痹之名首见于《黄帝内经》，书中对胸痹的因、症状亦有记载。《黄帝内经·素问·脏气法时论》云：“心病者，胸中痛，胁支满，胁下痛，膺背肩甲间痛，两臂内痛。”《黄帝内经·素问·厥病》曰：“真心痛，手足清至节，心痛甚；旦发夕死，夕发旦死。”

关于“胸痹心痛”病的中医病机，《黄帝内经》中即有相关记载，一是《黄帝内经·素问·举痛论》中关于心痹的论述，认为心痹是由于风寒湿邪气侵袭，痹阻心脉，不通则痛；

二是《黄帝内经·素问·脉要精微论》认为脉涩可以导致心痛，即气血瘀滞，脉道不利可引起心痛。而张仲景在《金匮要略·胸痹心痛短气病脉证治》中提出："师曰：夫脉当取太过不及，阳微阴弦，即胸痹而痛。""阳微"指寸脉微，寸脉主上焦，故知上焦阳虚，胸阳不振。"阴弦"指关尺脉弦，关尺脉主中下焦，故知中下焦阴邪盛。阴邪包括阴寒、痰饮、水湿等。张仲景以脉释病，提出胸痹"阳微非必然，阴弦是主因"的观点，以"痰、瘀"立论，以"邪实痹阻心脉，不通则痛"为基本病机，立足化痰浊、通血瘀辨治胸痹。于志强教授认为，本病属于本虚标实证。本虚者，气、血、阴、阳不足是也，标实者，寒凝、气滞、血瘀、痰浊或痰热是也。于教授根据五十多年的临床实践观察，匠心总结了"胸痹心痛"治疗五法，即"理气活血行痹法""涤痰活血行痹法""益气活血行痹法""益气养阴行痹法""温阳涤痰活血行痹法"。分别采用"冠心煎Ⅰ号""冠心煎Ⅱ号""冠心煎Ⅲ号""冠心煎Ⅳ号"、"冠心煎Ⅴ号"，治疗。

于教授认为，"痰热瘀血互结痹阻心脉引起的胸痹心痛证"主要和肝、脾两脏密切相关。其一，责之以脾，"脾为生痰之源"，脾运化失司，容易导致体内水湿内停，则易聚液成痰，此外，过食肥甘厚味，痰湿内生，进而化热，痰热互结痹阻心脉；其二，责之以肝，"气为血之帅，血为气之母，""气行则血行"。情志不舒，肝郁气滞，则易气滞水停，痰饮滋生，痰饮内蕴化热，进而痹阻心脉。另外，五志过极，滋生内火，火热炼液为痰，灼血为瘀，痰瘀交阻，痹阻心脉发为胸痹。正如清代尤在泾曾说道："阳痹之处，必有痰浊阻其间"。于志强教授经常告诫我们，要深刻理解"津血同源"的古训，他常说"医贵于悟"，临证时要注重瘀血与痰浊相互作用，血瘀会导致痰阻，反之痰阻也会加重血瘀，进而痰瘀互结胸中，气郁不通，相互胶固，搏结于脉道，壅塞血脉，缠绵难愈。正如《血证论》曰："瘀血既久，亦可化为痰水"；朱丹溪言"痰挟瘀血，遂成窠囊"，证明了痰瘀互结，互为因果。因此于教授在临床上尤其重视气血运行通畅，善用行气之品来理气行痹。他主张"胸痹心痛从肝论治"，"胸痹心痛以开郁为先务"，与朱丹溪"善治痰者，不治痰而治气，气顺则一身之津液亦随之而顺矣"不谋而合。于教授治疗痰热互结胸痹心痛既遵仲景之经方，又结合数年来临床经验，以小陷胸汤来清热涤痰，丹参饮活血行痹，佐用郁金行气解郁，选用石菖蒲涤痰开窍，妙用虫药破血逐瘀，经临床验效，疗效斐然。

二、降压护心煎Ⅰ号

（一）方药组成

天麻10克	钩藤30克（后下）	苦丁茶10克	牛膝30克
夏枯草15克	生石决明30克（先煎）	天竺黄10克	土鳖虫10克
水蛭3克	车前子30克（包煎）	益母草30克	乌梅10克
炙甘草10克			

（二）功效

清肝泻火，活血涤痰，平肝息风。

（三）适应证

头晕目眩，头胀头痛，心烦易怒，形体肥胖，纳呆呕恶，或伴肢体麻木，颈项不舒，或伴耳鸣耳聋，舌暗红，舌苔黄或黄厚，脉象弦滑。

（四）方解

方中以天麻、钩藤为君。天麻，味甘、辛，性平，无毒，归肝经，功专平肝息风，故《本草纲目》言“天麻，乃肝经气分之药。《黄帝内经·素问》云：“诸风掉眩，皆属于肝。”故天麻入厥阴之经而治诸病。按罗天益云：“眼黑头眩，风虚内作，非天麻不能治”。天麻乃定风草，故为治风之神药。钩藤，性味甘凉，归肝、心包经，长于息风定惊，清热平肝，《景岳全书》言：“味微甘微苦，性微寒。能清手厥阴之火，足厥阴、足少阳之风热，故专理肝风相火之病。凡大人小儿惊痫眩运、斑疹天钓、头旋烦热等证，用之而风静火息，则诸证自除矣。”两药合用则可专于平息肝风，使晕眩自除。臣以夏枯草及苦丁茶，清肝泻火。夏枯草，味苦、辛，性寒，归肝、胆经，功专清肝火。张石顽谓其“苦能泄降，辛能疏化，善于宣泄肝胆木火之郁室，而顺利气血之运行”。《本草求真》云：“是以一切热郁肝经等证，得此治无不效”。苦丁茶，味甘、苦，性寒，归肝、肺、胃经。《中国医学大辞典》载其可散肝风，清头目。两药相合则功专清肝泻火，清利头目。再配以土鳖虫水蛭活血祛瘀。水蛭，味咸、苦，性平，有毒。归肝经。功专破血逐瘀。《神农本草经》谓“主逐恶血、瘀血、月闭，破血瘕积聚”，《本草汇言》云：“水蛭，逐恶血、瘀血之药也。”医圣张仲景用其治疗“瘀血”、“水结”之证，后世张锡纯赞此药：“专入血分，于气分丝毫无损……而血瘀默消于无形”。土鳖虫，味咸，性寒，有小毒，归肝经。功专破血逐瘀。《神农本草经》谓“主心腹寒热洗洗，血积癥瘕，破坚，下血闭”。再配以车前子及益母草活血利尿消肿。车前子，味甘、淡，性微寒。归肺、肝、肾、膀胱经。功专利水道而消肿，又有清肝中风热之能，正如李杲云：“车前子，能利小便而不走气，与茯苓同功。”《药性论》亦云：“能去风毒，肝中风热。”益母草，味辛、苦，性微寒，归肝、肾、心包经。功专活血调经，利尿消肿。《本草求真》言：“益母草能消水行血，去瘀生新。”再配以生石决明，咸寒质重，平肝潜阳，除热明目，助君平肝息风之力；重用牛膝引血下行，兼益肝肾，并能活血利水，共为臣药。再佐以天竺黄清心定惊，乌梅酸甘敛阴。以炙甘草调和诸药，共奏清肝泻火，活血涤痰，平肝息风之功。

（五）临床加减

1.若伴头痛明显者，加炒蔓荊子 15 克，清利头目，疏风止痛。

2.若伴上肢麻木者，加桑枝 30 克，姜黄 9 克，蜈蚣 1 条，搜风活血通络。

3.若伴颈项不舒者，加葛根 30 克，蒿本 6 克，疏经活络。

4.若见肝火亢盛明显者，加羚羊角粉 0. 3 克冲服，以增清肝泻火之功。

（六）煎服法

每日一剂，水煎两次，共 300 毫升，分早、晚两次服。

（七）结语

高血压病，隶属中医眩晕证之范畴。历代医家对其论述颇多。如“诸风掉眩，皆属于肝”“无痰不作眩”“无虚不作眩”“髓海不足，则脑转耳鸣，胫痠眩冒”等。汉代张仲景以痰饮立论，并创用泽泻汤及小半夏加茯苓汤治疗痰饮眩晕，《金匮要略》指出：“心下有支饮，其人苦冒眩，泽泻汤主之”，又指出：“卒呕吐，心下痞，膈间有水，眩悸者，小半夏加茯苓汤主之”。元代朱丹溪倡导痰火致眩学说，提出“无痰不作眩”。宋代严用和首次提出六淫、七情致眩之说，其在《济生方·眩晕门》中指出：“所谓眩晕者……六淫外感，七情内伤，皆能导致。”此语强调了眩晕致病因素的多样性。《丹溪心法·头眩》指出：“头，痰挟气虚并火，治痰为主，挟补气药及降火药。无痰则不作眩，痰因火动。又有痰湿者，有火痰者。”

刘完素在《黄帝内经·素问·玄机原病式五运主病》中言：“风火皆属阳，多为兼化，阳主乎动，两动相搏，则为之旋转。”主张眩晕应从风火立论。明代秦景明不仅将眩晕分为外感眩晕和内伤眩晕辨治，还将痰饮眩晕之症描写得十分详尽，《症因脉治》指出：“痰饮眩晕之症，胸前满闷，恶心呕吐，膈下漉漉水声，眩悸不止，头额作痛，此痰饮眩晕之症也”。虞抟《医学正传·眩运》言：“大抵人肥白而作眩者，治宜清痰降火为先，而兼补气之药；人黑瘦而作眩者，治宜滋阴降火为要，而带抑肝之剂。”指出治疗眩晕当根据不同体质进行辨治。因此，根据历代名家总结，眩晕的发生主要与情志不遂、年老体弱、饮食不节、久病劳倦、跌仆坠损以及感受外邪等因素有关，内生风、痰、瘀、虚，导致风眩内动、清窍不宁或清阳不升，脑窍失养而突发眩晕。

于教授认真研学古籍医理，认为眩晕证的病机可以用风（肝风）、火（肝火）、痰、瘀、虚五字概括之。因此创立降压护心煎Ⅰ号，主要是针对肝火，肝风，夹痰，夹瘀上扰清空而致的标实眩晕证而设，临证时，以头晕目眩，头痛头胀，心烦易怒，形体肥胖，舌质暗，舌苔黄或黄厚，脉象弦滑当其辨证要点。高血压病患者多形体肥胖，平时喜食膏粱厚味，伤脾生痰化热，痰浊中阻，清阳不升，浊阴不降，蒙蔽清窍发为眩晕；或肝木乘脾，加重脾虚。正如《丹溪心法·头眩》指出：“头眩，痰夹气虚并火，治痰为主……无痰不作眩”，治疗上当以健脾祛痰为要。临证中可根据病人年龄和性别的不同、体质禀赋的差异、兼夹病证的多寡，知常达变，灵活加减，以应对错综复杂的病情。

三、降压护心煎Ⅱ号

（一）方药组成

天麻 10 克	钩藤 30 克（后下）	生地黄 15 克	白芍 15 克
玄参 10 克	醋龟板 30 克（先煎）	怀牛膝 15 克	桑叶 10 克
黑芝麻 10 克	炙甘草 10 克		

（二）功效

滋补肝肾，平肝熄风。

（三）适应证

适用于高血压病。证见头晕目眩，两目干涩，腰膝酸软，面目红赤，口干咽干，心烦少寐，或耳鸣耳聋，或肢体麻木，舌红少苔，脉弦细或弦细数。

（四）方解

降压护心煎Ⅱ号是在《医学衷中参西录》镇肝熄风汤基础上加减化裁而成。主要是针对肝肾阴虚、风阳上扰清空而引起的眩晕证而设，临证时以头晕目眩，两目干涩，腰膝酸软，面目红赤，口干咽干，心烦少寐，或耳鸣耳聋，或肢体麻木，舌红少苔，脉弦细或弦细数为其辨证要点。本方中以醋龟板、玄参、白芍、生地黄为君药，醋龟板，味咸、甘，性寒，入肝、肾、心经，质重而潜降，滋阴潜阳，补肾健骨，养血补心。《本草衍义》载其“补心”，《本草蒙筌》言：“本品专补阴衰，善滋肾损”。玄参，味甘、苦、咸，微寒，入肺、胃、肾经，为咸寒之品，质润多液，滋阴降火，除烦解毒，《药性论》载其“能治暴结热，主热风头痛，伤寒劳复，散瘿瘤瘰疬”，现代药理研究表明，玄参有降低血压、扩张冠状动脉、镇痛等作用。醋龟板与玄参皆咸寒入肾经，皆为滋阴降火、补肾坚阴之要药，二药相须为用，滋阴制火之力壮。白芍，味苦、酸，微寒，入肝、脾经，平肝止痛，养血调经，敛阴止汗。成无己言“芍药之酸，收敛津液而益荣”，“酸，收也，泄也，芍药之酸，收阴气而泄邪气。”白芍酸苦涌泻破滞，性微寒多液，具有补而不腻的特点，张锡纯在《医学衷中参西录》中言：“其能行熟地、龟板之腻”，故本方中配以白芍，增强滋阴功效的同时，防止腻滞之弊。生地黄，味甘、苦，大寒，入心、肝、肾经，清热凉血，养阴生津，《药鉴》言其“性虽大寒，较熟地则犹宣通而不泥膈，故能凉心火之血热，泻脾土之湿热，止鼻中之衄热，除五心之烦热。”《黄帝内经》有云：“热淫于内，治以咸寒，佐以苦甘，以酸收之，以苦发之”。“治热以寒”是为正者正治，热为火气，水能胜之，咸味五行属水，故治以咸寒。根据五行相克，土克水，甘味药物五行属土，甘胜咸，故为防咸之过，佐之以甘，且“甘以缓之”可缓和热势之急，也可缓和其他药物的峻烈之性，达攻邪不伤正之妙。“苦以泄之”，苦味药物能下能泄，药性多寒凉，能肃降亢阳火热之气，故佐之以苦味药泄内胜之热实。甘苦合用，可达甘寒以养阴，苦寒以邪热之意。酸者能涩能收，风阳上扰于清空，故以酸味之药收之；苦味五行属火，故取其发散之性，发散火热。本方以醋龟板、玄参、白芍、生地黄四味合用，意义在此。臣以天麻、钩藤平肝潜阳、息风止痉。天麻，味甘，性平，入肝经，息风止痉，平抑肝阳，《本草汇言》载其：“主头风，头痛，头晕虚旋，癫痫强痉，四肢挛急，语言不顺，一切中风，风痰”，《本草求真》称其为“肝家气分定风药”“定风草”，为止眩晕头痛之良药。钩藤，味甘，性凉，入肝、心经，清热平肝，熄风定惊，《纲目》载其：“大人头旋目眩，平肝风，除心热”，《本草新编》载其：“去风甚速，有风症者必宜用之。但风火之生，多因于肾水不足，以致木燥火炎，于补阴药中，少用钩藤，则风火易散”。佐以怀牛膝益肝肾之精气，引血及诸药下行，体现了“治风先治血，血行风自灭”之意。桑叶，味甘、苦，寒，入肺、肝经，疏散风热，清肝明目，且具有养肝的功效。《重庆堂随笔》载其：“息内风而除头痛……由于肝热者尤为要药”，《本草经疏》云：“桑叶，甘所以益血，寒所以凉血，甘寒相合，故下气而益阴”。黑芝麻，甘、平，入肝、肾、大肠经，善补肝肾，益精血，润肠燥，《神农本草经》载其：“主伤中虚羸，补五内，益气力，长肌肉，填脑髓”，此外，现代药理研究表明，黑芝麻具有保护心血管、调节脂代谢、降血压等作用。炙甘草补益心气，调和诸药。本方滋肾之阴液，清肝木之火旺，同时补益肝肾。诸药合用，滋补不腻滞，祛邪不伤正，共奏滋补肝肾、平肝熄风之功效。

（五）临床加减

1.若见两目干涩明显者，酌加枸杞子 15 克、石斛 15 克以养肝明目。

2.若见咽干口渴明显者，酌加天花粉 30 克以滋阴止渴。

3.若见耳聋耳鸣明显者，加服磁朱丸以镇心安神明目。

4.若兼见腰酸足起无力明显者，酌加炒杜仲 15 克、胡桃肉 15 克以补肾壮腰。

5.若兼见夜尿频多者，酌加桑螵蛸 15 克、益智仁 10 克以益肾固精。

6.若兼见四肢麻木者，酌加蜈蚣 1 条以活血通络。

7.若兼见大便秘结者，酌加肉苁蓉 15 克、郁李仁 15 克以补肾润便。

（六）煎服法

每日一剂，水煎两次，共300毫升，分早、晚两次服。

（七）结语

高血压病隶属中医眩晕之范畴，历代医籍记载颇多。《黄帝内经》对其病位、病机、病性方面均有记述，如《黄帝内经·素问·至真要大论》提出“诸风掉眩，皆属于肝”、《黄帝内经·灵枢·卫气》提出“上虚则眩”、《黄帝内经·灵枢·海论》提出“髓海不足，则脑转耳鸣，胫酸眩冒”等；至汉代，张仲景认为痰饮是眩晕的病因之一，并创立了泽泻汤及小半夏加茯苓汤治疗眩晕；孙思邈在《千金要方》中提出“风热痰瘀致眩”；严用和在《重订严氏济生方·眩晕门》中指出：“所谓眩晕者，眼花屋转，起则眩倒是也，由此观之，六淫外感，七情内伤，皆能导致”，进一步补充了眩晕之病因；元代医家朱丹溪在《丹溪心法》中提出“无痰不作眩”；明代医家张景岳认为“无虚不作眩”；清代医家陈修园将眩晕病机概括为“风火痰瘀”四字。

于教授遵经立旨，结合自身从医五十余载之临床实践经验，认为当今临床中，眩晕证以实证居多，虚实夹杂证次之，纯虚无邪者少之，并将其病机概括为风、火、痰、瘀、虚五字。风者多为肝风，火者多为肝火，痰浊、血瘀为脏腑功能失调的病理产物，均为继发病因，然风、火、痰、瘀致病为标实之证；而虚证者又以肝肾阴亏，风阳上扰为多见。在治疗上于教授主张“急则苦辛酸降以治标、缓则甘咸滋阴以治本”，实证重在治肝，虚证重在治肾，匠心创制了降压护心煎Ⅰ号及降压护心煎Ⅱ号治疗眩晕。

于教授临证时主张“内伤杂病从肝论治”学术思想，在治疗眩晕证时亦有所体现。他非常崇尚明代医家虞抟《医学正传》“高巅之上，惟风可到”的论述，认为眩晕一证，不论虚实，均与肝密切相关。眩晕之实证，多为肝阳偏亢，亢及则化火生风，风阳升动，裹挟痰浊、瘀血等病理产物循经上扰清空所致；肝藏血、体阴而用阳，与肾乙癸同源，眩晕之虚证多责之于肝肾阴亏，肾水不足，无水以滋木，肝之阴血不足，阴不敛阳，阳亢则上犯清空，而发眩晕。在肝肾阴亏，风阳上扰证的治疗上，于教授抓住其肝肾阴虚之本，治以滋补肝肾，亦着手肝阳上亢之标，辅以平肝息风、调和阴阳，正如叶氏《临证指南医案》所述“凡肝阳有余，必须介类以潜之，柔静以摄之，味取酸收，或佐咸降，务清其营络之热，则升者伏矣”。降压护心煎Ⅱ号正是在此理论的指导下，并结合临床实践，匠心创制而成。

四、抗早复脉Ⅱ号

（一）方药组成

生龙齿30克（先煎）	苦参8克	黄连10克	陈皮10克
半夏9克	茯苓10克	炙甘草10克	竹茹10克
枳壳10克			

（二）功效

清热涤痰，镇心定悸。

（三）适应证

适用于各种前期收缩（房性、室性和房室交界性前期收缩）。证见心悸而烦，呕恶纳呆，胸闷胸痛，口苦口黏，或痰多色黄，舌质红，舌苔黄腻，脉象结、代。

（四）方解

抗早复脉Ⅱ号是由黄连温胆汤加龙齿、苦参化裁而成。主要针对痰火扰心，心神失宁而导致的前期收缩（心悸）而设，临床上主要以心悸而烦，呕恶纳呆，胸闷胸痛，口苦口黏，或痰多色黄，舌质红，舌苔黄腻，脉象结、代，为其辨证要点。本方中龙齿、苦参为君药，龙齿镇心定悸，《药性论》载其："镇心，安魂魄。"苦参清热燥湿，《名医别录》载其"养肝胆气，安五脏，定志益精"，此外现代研究表明苦参中的生物碱与黄酮可影响心肌搏动，拮抗低镁性心律失常，达到抗心律失常及抗心肌纤维化的作用。臣以竹茹清热化痰，除烦止呕，《药品化义》谓其："专清热痰，为宁神开郁佳品，主治惊悸怔忡，心烦躁乱，睡卧不宁，此皆胆胃热痰之证，悉能奏效"。且竹茹甘寒入血，有凉血止血之效，使血中实热得去，以消心中火。黄连苦以清热燥湿，寒以清泻心火。《本草纲目》谓其"黄连入手少阴心经，为治火之主药……"二者同入心、胆、胃经，既能上清心火，除心烦，又可清化胆胃痰热，祛除胆火上炎之口苦与胃气上逆之欲呕。又合陈皮，半夏燥湿化痰以消生痰之源。陈皮理气健脾，燥湿化痰，《药性论》云其："清痰涎，开胃治上气咳嗽，主气痢，破癥瘕痃癖，治胸膈间气。"半夏燥湿化痰，《名医别录》云其："主消心腹胸中膈痰热满结，咳嗽上气，心下急痛坚痞，时气呕消痈肿"，此外，现代药理学也表明半夏有抗心律失常，调节血脂的功效。佐以枳壳以理气宽中，行胸中之气而助心通行血脉，同时行胃气而止呕恶。清代《本经逢原》载："枳壳性浮兼通肺胃气分，而治喘咳……有乘风破浪之势。"茯苓养心安神，利水渗湿，《药性论》云："茯苓能开胃，止呕逆，安心神……疗心腹胀满。"炙甘草补益心气，调和诸药。本方既清心中君火，又泄胆中相火。镇定心肝同时兼以顾护正气，燥湿化痰之中辅以行运之品。诸药苦降痰火，清明心神，共奏清热涤痰，镇心定悸之功。

（五）临床加减

1.若伴心胸刺痛，舌质暗，边有瘀斑者，加丹参 30 克，檀香 6 克，砂仁 6 克，活血行痹。

2.若见头晕目眩明显者，加天麻 10 克，钩藤 30 克，清肝息风。

3.若见心中懊恼者，加炒栀子 10 克，豆豉 10 克，清肝除烦。

4.若伴有失眠少寐者，加夏枯草 15 克，半夏增至 15 克（名曰双夏汤），以增清热化痰，交通阴阳之力。

（六）煎服法

每日一剂，水煎两次，共 300 毫升，分早、晚两次服。

（七）结语

过早搏动（房早、结早、室早），属于西医心律失常的范围。中医脉证合参，将其归属于"心悸""怔忡""脉结代"之范畴。《黄帝内经》对于心悸病因的描述为宗气外泄，心脉不通，突受惊恐，复感外邪等。如《黄帝内经·素问·平人气象论》云："乳之下，其动应衣，宗气泄也。"心悸的病名，首见于东汉·张仲景的《金匮要略·惊悸吐衄下血胸满瘀血病脉证治》和《伤寒论·辨太阳病脉证并治》，称之为"心动悸""心下悸""心中悸"及"惊悸"等。心悸的发生多因体质虚弱、饮食劳倦、七情所伤、感受外邪及药食不当等，以致气血阴阳亏损，心神失养，惊悸不安，或痰、饮、火、瘀阻滞心脉，扰乱心神。朱丹溪认为心悸的发病应责之虚与痰。如长期忧思不解，而致心气郁结，阴血暗耗，不能养心则形成心悸。《丹溪心法·惊悸怔忡》所言："人之所主者心，心之所养者血，心血一虚，神气不守，此惊悸之所肇端也。"若其人平素嗜食肥甘厚味，蕴热化火生痰，痰火扰心，心神失宁则见心悸。吴澄《不居集·怔忡惊悸健忘善怒善恐不眠》云："心者，身之主，神之舍也。心血不足，多为痰火扰动。"临床以痰火扰心证型多见。

于志强教授秉承朱丹溪"痰火扰心致悸""气有余便是火"之思想，认为气的运动升降失常形成气滞、气乱、气闭等病理状态，郁久皆可化火。《吴医汇讲》中提到："气有余便是火，即七情之病，亦莫不然，如喜太过则喜气有余而心火炽，怒太过则怒气有余而肝火炎。"于教授结合临床经验治疗中以"破气即为除火"为治疗理念，既破有余之气，又清已化之火。清·王普耀《医学体用·论目瞪神呆通宵不寐得之惊恐》曰："郁火生痰，痰火二者阻痹肝胆包络之间，清明之气被痰火所蒙，阴阳之气，魂魄之精，营卫之行，从此交乱，……所以起卧不安，心绪纷纭……"心主神志，若痰热扰心，神不守舍，则惊悸不宁。《医学衷中参西录·论心病治法》云："心脏属火，痰饮属水，火畏水迫，故作惊悸也。宜清痰之药与养心之药并用。"

于志强教授认为本病虽病位在心，但与肝（胆）密切相关。于师常言"肝为起病之源，心为传病之所。"临证时，主张运用五行生克制化的理论辨证论治。五行中肝与心分属木、火，是为母子，肝母为病，心子首当其冲。如《难经·第十难》云："假令心脉急甚者，肝邪干于心也"。《知医必辨》亦载："肝气一动……上而冲心，故心跳不安"。《蝎堂医话》云："肝火上炎而心火生"。肝主疏泄，心主神志，疏泄有度，则心神安藏，若肝气郁滞，气枢失和，则宗气不畅，心血为之郁阻，心神为之所扰，则可见心悸之证。于教授结合临床经验认为治疗上当母子同调，以求魂定神安。故遣方用药时，常以调肝镇心为基础，辅以清热涤痰之法，故能获得较好的治疗效果。正如明代张介宾《类经图翼·运气上》所云："盖造化之机，不可无生，亦不可无制。无生则发育无由，无制则亢而为害。"只有生中有克，克中有生，相反相成，才能维持事物间的平衡协调，促进稳定有序地变化与发展。因此，无论是"必先五胜，疏其气血"，还是"盛者泻之，虚者补之"，最终"令其调达，而致和平"（《黄帝内经·素问·至真要大论》）是防病治病的最终目标。

五、强心煎Ⅰ号

（一）方药组成

炙黄芪 30 克	太子参 15 克	葶苈子 15 克	大枣 15 克
枳壳 15 克	炒槟榔 10 克	炒白术 15 克	茯苓 15 克
猪苓 10 克	泽泻 30 克	冬瓜皮 30 克	益母草 30 克
桂枝 10 克	炙甘草 10 克		

（二）功效

益气健脾，温通阳气，泻肺利水。

（三）适应证

主治慢性充血性心功能不全。

临床证见喘促时作，动则尤甚，短气不足以息，周身乏力，四肢欠温，双下肢指凹性水肿，小便不利，舌质胖大且淡，舌苔薄白，脉虚或弱。

（四）方解

强心煎Ⅰ号主要是针对阳气亏虚，脏腑功能失调，水饮、瘀血停留日久所引起的心衰、喘证、水肿而设，临床上主要以喘促时作，动则尤甚，短气不足以息，周身乏力，四肢欠温，下肢指凹性水肿，小便不利，舌质胖大且淡，舌苔薄白，脉象虚或弱为其辨证要点。本方以葶苈大枣泻肺汤合五苓散加减化裁而成，方中以黄芪、太子参、桂枝为主，黄芪甘，温，归脾、肺经，补气升阳，益卫固表，利水消肿，《本草求真》言："黄芪入肺补气，入表实卫，为补气诸药之最"。太子参益气健脾，同黄芪大补元气，《本草再新》曰："太子参治气虚肺燥，补脾土，消水肿。"桂枝辛，温，通阳利水，振奋心阳，《本草经疏》总结为："桂枝能利关节，温通经脉……其用之道有六，曰和营，曰通阳，曰利水，曰下气，曰行瘀，曰补中"；辅以葶苈子、白术、茯苓、猪苓、泽泻，通泻三焦水邪。葶苈子泻肺平喘，行水消肿，《神农本草经》言："葶苈子主症瘕积聚结气，破坚逐邪，通利水道。"白术苦，温，燥湿健脾，益土所以制水，李东垣有言："白术去诸经中湿而理脾胃"，此外，白术益气养血，助黄芪益气固表，升阳健脾。茯苓，猪苓甘淡，渗泄为阳，茯苓走气分，猪苓走血分，渗中焦水湿下降入膀胱，王好古曾言："茯苓泻膀胱，益脾胃"。泽泻咸，寒，下润肾燥，上济心火，复借肺金凉降，循水道下归膀胱排出，《主治秘诀》云："泽泻去旧水，养新水，利小便，消水肿，渗泄止渴"，白术、泽泻一补一泄，一升一降，调气利水，标本兼顾。佐以枳壳、槟榔、冬瓜皮、益母草、大枣、炙甘草，佐助泽苓通利水道，亦佐制葶苈烈性。枳壳辛，酸，理气宽中，通利上焦气滞，佐葶苈子泄水入肾，《珍珠囊》有言："枳壳破气，泄肺中不利之气"。槟榔苦，温，降气行水，《随息居饮食谱》有言："槟榔宣滞破坚，定痛和中，通肠逐水"。益母草利尿消肿，佐助泽苓通利下焦，使得浊水由下而出，同时亦能调经活血，逐瘀通经，《本草纲目》言："益母草活血破血，调经解毒"。冬瓜皮甘，凉，发汗利尿，利水消肿，《本草再新》有言："走皮肤，去湿追风，补脾泻火。"大枣甘，温，安中缓和药力，佐制葶苈子破水泻肺之峻猛，乃泻肺不伤脾之法，保全母气以向后复长肺叶之根本。炙甘草补脾和胃，助芪参温阳定悸。全方宣上，畅中，泻下，以益气温阳，活血利水为治疗大法，为治疗慢性充血性心力衰竭之良方。

（五）临床加减

1.若见口唇紫暗或面色晦暗者，加丹参30克、桃仁10克，活血化瘀。

2.若见腹胀、腹水者，加厚朴10克、水红花子15克，理气活血利水。

3.若见肾阳不足者，加仙茅6克、仙灵脾10克，补肾温阳利水。

4.若见肾阳衰败、阴水泛滥者，酌用真武汤治疗。

5.若见心悸、怔忡明显者，加紫石英30克，镇心定悸。

（六）煎服法

每日一剂，水煎两次，共300毫升，分早、晚两次服。

（七）结语

慢性充血性心力衰竭是指心脏不能搏出同静脉回流及组织代谢所需相称的血液供应，并由此产生的一系列症状和体征，隶属中医"心衰""喘证"和"水肿"的范畴。《黄帝内经·灵枢·天年》云："心气始衰，苦忧悲，血气懈怠。"《黄帝内经·素问·五脏生成论》亦曰："赤脉之至也喘而坚，名为心痹，得之外疾，思虑而心虚，故邪从之。"张仲景在此基础上进一步提出“心水”的病名，《金匮要略》：“心水者，其人身重而少气，不得卧，烦而躁，其人阴肿”。“心气不足，吐血衄血”“凡食少饮多，水停心下，甚者则悸，微者短气”更是明确指出心气虚是心衰发生的基本病机。

后世成无己在《伤寒明理论》中补充道：“其心气虚者，由阳气内弱，心下空虚，正气内动而悸也；其停饮者，由水停心下……，心主火而恶水，水既内停，心不自安而为悸也。”亦是指出了心气虚是心衰的重要因素。明代的《伤寒治例》：“气虚停饮，阳气内弱，心下空虚，正气内动而悸也。”阐明了阳虚是心衰不可缺少的因素。

同时，气血在心衰发生发展过程中关系相当密切，气为血之帅，血为气之母，气虚则血瘀，《黄帝内经·素问·调经论》：“血气者，喜温而恶寒，寒则泣而不流，温则消而去之。”指出温度变化对心衰发作的影响。张仲景还提出“血不利则为水”的观点，《金匮要略》：“水在心，心下坚筑，短气，恶水，不欲饮，”“膈间支饮，其人喘满，心下痞坚，面色黧黑”均指出因为阳气虚衰，气血停滞日久发展为水停于心下，进一步导致喘促时作、心悸、水肿等慢性充血性心力衰竭的症状出现。

于教授认为，心为生命中枢和血液运行的驱动力，久病羁縻，气虚血瘀，心失所养，均能引起心阳虚衰，他常告诫我们：“气虚为阳虚之渐，阳虚为气虚之极。”此外，肝脾肺肾久病均可累及于心，故心衰者，多发于数脏，气虚则血瘀，瘀血内阻，水湿内停，水气凌心；气化失司，不能温煦中焦脾胃，致中焦运化失权，湿浊内蕴，脾气不得散精于肺；心肾同为君火所主，心火赖肾阳之温煦，水火未济，则肾阳亏虚，不能制约下焦水湿；三焦水湿泛滥，外溢肌肤则面浮肢肿，内停脏腑则为痰饮，上凌心肺则致喘咳，留置中焦则为胸腑积水，积渗下焦则为尿少浮肿；阳虚日久，五脏正气俱败。

于教授认为心衰之证，本虚标实者居多，以肺脾肾阳气虚为本，水饮、瘀血为标，治疗上则以益气温阳健脾为主，活血利水为辅，标本兼治。

于教授认为，心衰病机的关键，总以心气、心阳虚衰，无力推动血液运行，导致瘀血内阻；脾失健运，水湿泛溢中焦，继而湿阻三焦；日久，必及于肾，肾阳衰败，凌心射肺，故百证始生。或见一身悉肿，喘促陈作，或见心悸阵作，动则尤甚，短气不足以息，四肢欠温，小便不利，舌胖大且淡，苔白。故慢性充血性心力衰竭，隶属于中医“心衰”“喘证”和“水肿”之范畴。

（李青姝　张瑞刘　吴雪莹　许诺　刘岩）

第二章　脑血管疾病

一、天茶温胆汤

（一）方药组成

天麻 10 克	苦丁茶 10 克	钩藤 30 克（后下）	黄连 10 克
夏枯草 15 克	陈皮 10 克	珍珠母 30 克（先煎）	半夏 9 克
茯苓 10 克	竹茹 10 克	枳壳 10 克	炙甘草 10 克

（二）功效

清热涤痰，熄风潜阳。

（三）适应证

形体肥胖，头晕且胀，头蒙目眩，恶心欲呕，心悸而烦，胸闷纳呆，舌红，苔黄腻，脉象弦滑。

（四）方解

天茶温胆汤是在唐代孙思邈的《备急千金要方》所载“温胆汤”基础上化裁而成，临证时主要针对气机不畅、肝郁日久化火生风，又与体内痰湿相搏结，上扰清窍而导致的痰热上扰的眩晕。临床上主要以形体肥胖，头晕且胀，头蒙目眩，恶心欲呕，心悸而烦，胸闷纳呆，舌红，苔黄腻，脉象弦滑为其辨证要点。

本方以天麻、苦丁茶、半夏为君药，《本草便读》云：“天麻性味辛温，又名定风草，同补药则治虚风，同散药则治外风……独入肝经气分为定风之主药”，正如李东垣云：“眼黑头旋，风虚内作，非天麻不能除”；《医林纂要》中记述苦丁茶“苦甘，大寒“，《中药大辞典》中记述其入肝、肺、胃经，能散风热，清头目，除烦渴，《中国医学大辞典》中更记载其有散肝风之功效；而半夏味辛性温而燥，《本草备要》云：”其体滑性燥，能走能散，能燥能润。和胃健脾，补肝润肾，除湿化痰……”本方取其燥湿化痰之用，又兼其降逆和胃之功，故三药相须为用而为君药，共奏平肝风、清肝火、除痰湿之功。

钩藤、夏枯草、珍珠母皆入肝经，钩藤甘，微苦微寒，《本草分经》和《本草害利》皆注明钩藤主肝风相火之病，用以平肝熄风；《本草备要》记载夏枯草“气禀纯阳；补厥阴血脉”，本方参照李中梓于《医宗必读卷十·痹》提出的“治风先治血，血行风自灭”，故用夏枯草以补血活血，又以其辛苦微寒之性味，用以缓肝火、解内热；珍珠母味甘、咸，性寒，不仅功善建功于肝，能平肝潜阳，清肝明目，又入心经，能安神定志，《中国医学大辞典》中记述：“此物（珍珠母）兼入心、肝两经，与石决明但入肝经者不同，故涉神志病者，非此不可”，故方中用天麻、苦丁茶配伍此三味药以熄风清肝解热。黄连大苦大寒，《本草从新》云黄连功能泻火燥湿、镇肝凉血，并加以批注“凡治血……黄连为中部之使”；又加用竹茹，竹茹甘而微寒，入肺、胃经，功善泻上焦烦热，两者共助半夏燥湿化痰除烦。此五味药主治肝风、肝火兼清热化痰除烦，风停火消热清痰化则头晕目眩之症状自然消失，故以此五味药为臣药。

《证治汇补·痰证》云："脾为生痰之源，肺为储痰之器"，陈皮能燥能宣，能补能泻，方中佐以陈皮取其理气燥湿之功；枳壳专入肺经，其功同枳实能行气化痰，但枳实力猛，枳壳力缓，如李东垣所说："枳实治下而主血，枳壳治上而主气"，用枳壳使气下而痰喘止，张元素有云："陈皮、枳壳利其气，而痰自下"；又佐以茯苓健脾渗湿，调畅中焦气机。此三味药主以调畅气机，使肺中气下无以储痰，脾中湿除无以生痰，故以此三味药为佐药。

最后用炙甘草调和诸药，缓中和胃以制约方中诸多苦寒药物。故方中以炙甘草为使药。诸药合用，清痰热而平肝风，眩晕自然缓解。

（五）临床加减

1.若见心悸明显、过早搏动者，原方去珍珠母，酌加苦参6克，生龙齿30克，清热镇心定悸。

2.若兼心中懊恼者，加炒栀子10克，豆豉10克，清热除烦。

3.若兼心烦少寐者，酌加夜交藤15克，知母10克，清热安神。

4.若兼呕吐明显者，加伏龙肝30克，清热止呕。

5.若兼肝阳上亢明显，证见眩晕如坐舟车者，加羚羊角粉0.3克，清肝泻火。

6.若见胸闷纳呆明显者，酌加砂仁6克，鸡内金10克，行气宽胸、消食导滞。

7.若见颈背不舒者，酌加葛根20克，络石藤15克，舒经活血祛风。

（六）煎服法

每日一剂，水煎两次，共300毫升，分早、晚两次服。

（七）结语

眩晕一证，为临床常见病、多发病，轻则头晕目眩、自觉旋转或外物旋转，或伴有恶心欲呕、心悸，重则如坐舟车。究其病因，多以情志不遂、饮食劳倦、体虚久病而成，病机要点概括为风、火、痰、虚、瘀。现代医学中高血压病、低血压病、颈椎病、梅尼埃病、椎脊动脉供血不足等，常以头晕者居多，故临床治疗中常按"眩晕证"辨证论治。

对眩晕证的认识，《黄帝内经》中先对于眩晕的病性和脏腑提出相应归属：如《黄帝内经·素问·至真要大论》："诸风掉眩，皆属于肝"，认为肝病致眩；《黄帝内经·灵枢·卫气》认为"上虚则眩"，《黄帝内经·灵枢·口问》云"上气不足，脑为之不满，耳为之苦鸣，头为之苦倾，目为之眩"，认为眩晕病机以虚为主；随后汉代张仲景首先提出了痰能致眩的观点："心下有痰饮，胸胁支满，目眩"，后世医家在此基础上继续深挖，一如隋代巢元方在《诸病源候论》中提出"痰水积聚，在于胸腑，遇冷热之气相搏，结实不消，故令人心腹痞满，气息不安，头眩目暗"，认为痰水互结诱发眩晕；唐代孙思邈在《千金方》中提出："痰热相感而动风，风心相乱则瞀，故谓之风眩"，认为"风热痰"是导致眩晕的重要因素；金代张从正在《儒门事亲》记述："夫妇人头风眩运，登车乘船亦眩晕眼涩，手麻发退，健忘喜怒，皆胸中有宿痰使然也"，提出眩晕和宿痰有关；这些观点最后都为元代朱丹溪提出"无痰不作眩"的学术观点打下了坚实的基础，他在《丹溪心法》中提出："头眩，痰挟气虚并火，治痰为主，挟补气药及降火药。无痰不作眩，痰因火动，又有湿痰者，有火痰者。"

于志强教授总结前人经验，认为眩晕之证，可分为虚、实两端。其病位主要在肝，与脾、肾密切相关，虚证责之于肾，多以肝肾阴虚为要；实证责之于肝，多以风、火、痰、瘀上扰清窍。肝藏血，体阴而用阳，主升主动，实证者，或因情志不遂，肝阳上亢；或因肝郁气滞，痰浊阻滞，清阳不升，清窍失养；或因肝郁日久化火，肝火上炎，扰动清窍；或因痰火相互搏结，上扰清窍；正如金·刘完素《素问玄机原病式》中所说："风火皆属阳，多为兼化，阳主乎动，两阳相搏，则为之旋转"。于志强教授在治疗痰火上扰引起的眩晕证中，遵经立旨，谨守病机，匠心创制了天荼温胆汤，在清热涤痰的同时应酌加清肝息风之品，痰火内消，肝热自清，肝风得息，则眩晕自止。

二、头痛灵验方

（一）方药组成

柴胡 9 克	黄芩 10 克	川芎 15 克	炒蔓荊子 15 克
蜈蚣 1 条	细辛 3 克	苦丁茶 10 克	炙甘草 10 克
僵蚕 10 克	蝉衣 10 克	姜黄 9 克	酒大黄 5 克

（二）功效

疏肝清热，和解少阳，通络止痛。

（三）适应证

治疗各种偏头痛（血管性头痛，三叉神经痛，神经性头痛等）。

临床证见偏头胀痛，易怒口苦，咽干目眩，舌红苔薄黄，脉弦。

（四）方解

头痛灵验方是由"小柴胡汤"合升降散加减化裁而成，临床上主要是针对肝郁化火，少阳枢机不利，气机升降失司而致的偏头痛而设，以偏头胀痛，易怒口苦，咽干目眩，舌红苔薄黄，脉弦为其辨证要点。小柴胡汤出自《伤寒论》，为和解少阳的名方，有调和枢机、升降气机之效；配升降散以畅达气机，宣发郁火，使邪有出路。

本方以柴胡、黄芩为君，柴胡疏利少阳，质清轻而主升散，能透达少阳半表半里之邪，并疏解气机之壅滞，据《冷庐医话》载："少阳头痛在两头角或颞部，用柴胡为引经药"；黄芩苦则降寒则清，清泄少阳半里之郁热，与柴胡相配，一散一清，一升一降，清透并用，升降并行，共解少阳之邪，解除郁结。凡治气机不畅之证，以柴胡、黄芩和解肝胆，疏利气机，屡用效佳。臣以川芎辛温通络，活血止痛，"头痛必须用川芎"，张元素称川芎"上行头目，下行血海，能散肝经之风，治少阳厥阴经头痛，及血虚头痛之圣药也"；蔓荆子辛能散风，微寒清热，轻浮上行，清利头目、疏散头面之邪，《本草纲目》载："蔓荆实，气轻味辛，体轻而浮，上行而散，故所主者皆头面风虚之症"；叶天士在《临证指南医案》中首先提出"久痛入络"和通络的用药大法，"其初在经在气，其久入络入血"，如络病日深，则非峻攻可效，须用虫蚁之类六咸之品，既能升发清阳之气，搜剔络邪，又能活血通络，使气血畅通，通则不痛。蜈蚣，味咸、性温、有毒，归肝经，《医学衷中参西录》云："蜈蚣走窜之力最速，内而脏腑，外而经络，凡气血凝聚之处皆能开之"，少量应用具有息风止痉、解毒散结、通络止痛的功效。《神农本草经》谓细辛主"咳逆，头痛脑动，百节拘挛，风湿痹痛，死肌。明目，利九窍"，细辛气盛而味烈，辛开散郁，善降浊气而升清气；苦丁茶，味苦、甘，大寒，归肝、肺、胃经，具有散风热、清头目、逐风活血之效，《中国医学大辞典》云："苦丁茶"散肝风，清头目……活血脉，凉子宫"，与细辛共为佐药。然诸药多辛烈窜散，炙甘草佐使，调和诸药，不致有偏弊之患。

升降散出自清代杨栗山《伤寒瘟疫条辨》，善升降气机，助柴胡、黄芩宣通上焦之气，蝉蜕、僵蚕升浮，而姜黄、酒大黄降泄。僵蚕味辛，苦，气薄，轻浮而升，故能胜风除湿，清热解郁，及散逆浊结滞之痰也，能避一切怫郁之邪气；蝉蜕气寒无毒，味咸且甘，能祛风胜湿，涤热而解毒也；僵蚕、蝉蜕皆升浮之品，纯走气分，二药相配旨在升阳中之清阳，宣散肝经郁遏之气，调畅气机。姜黄大寒、苦平，喜祛邪伐恶，理血中之气，利肝胆而散郁；酒大黄，味苦而大寒，力猛善走能直达下焦，深入血分可上下通行，既能泻火，又可补虚；姜黄、大黄为皆苦寒降泄之品，既走气分，又行血分，二药相合旨在降阴中之浊阴。四药相伍，寒温并用，升降相因，宣通三焦，条达气血，使周身气血流畅，上焦肺窍郁闭得解，火邪得散，热毒得清，痰邪得出。

方中诸药相合，外可疏散风邪，内可疏肝解郁，通络祛瘀，且发中有收，通中有敛，相互为用，各展其长。

（五）临床加减

1.若见头痛日久、瘀血内停者，加水蛭 3 克，元胡 10 克，理气活血止痛。

2.若见舌若黄腻、恶心欲吐者，加半夏 10 克，竹茹 10 克，清热化痰，降逆止呕。

3.若见肝阳上亢、风阳上扰者，原方去柴胡、川芎，加天麻 10 克，羚羊角粉 0. 3 克，生石决明 30 克，清肝息风，平肝潜阳。

4.若见面额部疼痛者，加全虫 5 克，白芷 6 克，搜风通络止痛。

（六）煎服法

每日一剂，水煎两次，共 300 毫升，分早、晚两次服。

（七）结语

西医认为偏头痛是一种临床常见的慢性神经血管性疾病，其病情反复发作，特征为一侧或双侧搏动性的剧烈头痛，可并发如恶心、呕吐、畏光和畏声等自主神经系统功能障碍症状。偏头痛，属中医“头风”“脑风”“偏头风”“头痛”等范畴，常因外感六淫邪气、饮食劳倦、情志失调等诱发，脏腑功能失调，气机逆乱，进而引起以偏侧头痛，呈疼痛暴作，痛势甚剧，一侧头痛，或左或右，或连及眼齿，呈胀痛、刺痛或跳痛，可反复发作，经年不愈，痛止如常人的临床特点。中医认为，头为“诸阳之会”“清阳之府”，手足三阳经皆上会于头面，六腑清阳之气及五脏精血皆上注于头，为至清至高之处。结合历代医家的见解及于教授多年临床经验，于教授强调，头痛病因病机虽复杂多样，但不外乎外感、内伤两端，正如《证治准绳》所言“自外入者，风寒暑湿之邪；自内发者，气血痰郁之异”，然偏头痛以内伤头痛为主，治疗倡导从肝论治，以开郁为先务。

《临证指南医案》言：“头风一证，有偏正之分，偏者主乎少阳，而风淫火郁为多”，辨证头痛，首先当辨偏、正头痛，偏头痛部位多在头之两颞侧，属少阳经，如《医学心悟》言：“偏头痛，其痛暴发，痛势甚剧，或左或右，多系肝经风火上扰所致”，但于教授认为偏头痛与肝经风火上扰最为密切，依据经络辨证多与肝胆有关，《圣济总录·偏头痛》云：“偏头痛之状，由风邪客于阳经，其经偏虚者，邪气凑于一边，痛连额角，故谓之偏头痛也。”患者常因情志不遂，肝气不舒，郁气不宣，郁结化火，火随气逆，气血亢逆于上，循经上扰清窍，又加风邪袭于少阳经，半边头风，疼痛部位或右，或左，头痛症状时轻时重，头部多呈搏动性跳痛，或胀痛，“肝为风木之脏，由相火相寄，体阴用阳，主动主升”，严重时可波及正额及头的各部，或兼有口苦、咽干、目眩等，“少阳之脉，起于目锐眦，上抵头角，下耳后，故凡少阳头痛，耳前后痛而上连头角也”，故于教授将此种头痛亦称之为“肝郁头痛”“少阳头痛”。

于教授强调风为百病之长，气为百病之源，“肝为五脏之贼”“气血冲和，百病不生；一经怫郁，诸病生焉”，气有怫郁，百病纷生。临证时谨遵《黄帝内经》“谨和阴阳，以平为期”的宗旨，主张“内伤杂病，以开郁为先务”，从整体观念出发，应以头痛的性质、部位和兼症辨证，无论偏正头痛皆从肝论治，以开郁为先，郁滞一开，则气血通畅，脏腑功能通达，诸病自愈。若结合舌脉辨为肝郁化火证，治疗以清解少阳经为主，疏肝解郁，通络止痛为辅，兼有外邪者，加疏散透邪之引经药，选用头痛灵验方加减治疗。

三、偏瘫活络Ⅰ号

（一）方药组成

生黄芪30～120克	赤芍10克	川芎10克	当归10克
地龙10克	乌梢蛇10克	蜈蚣1条	桃仁10克
红花10克			

（二）功效

补气，活血，通络。

（三）适应证

中风恢复期或半身不遂后遗症期。

临床证见半身不遂，语言謇涩，口眼㖞斜，口角流涎，舌淡暗，苔薄白，脉虚。

（四）方解

偏瘫活络Ⅰ号主要是针对中风恢复期或半身不遂后遗症期患者所设，临证时主要以半身不遂，语言謇涩，口眼㖞斜，口角流涎，舌淡暗，苔薄白，脉虚为其辨证要点。本方由王清任《医林改错》补阳还五汤加减化裁而成。方中黄芪甘，温，归脾、肺经，《本草新编》云：“气薄而味浓，可升可降，阳中之阳也，无毒，专补气……夫黄芪乃补气之圣药也。”重用生黄芪30～120克大补脾胃中气，使气旺血行，气为血之帅，祛瘀而不伤正；臣以当归，川芎，活血通经。当归甘，温，补血调血，行一身之血，《日华子本草》有言：“当归治一切风，一切血，补一切劳，破恶血，养新血及主癥癖。”川芎辛，温，活血行气，祛风止痛，引肝血止一身痹痛，王好古曾言：“川芎搜肝气，补肝血，润肝燥，补风虚。”佐以赤芍、桃仁、红花、地龙、乌梢蛇、蜈蚣，助当归、川芎活血祛瘀，疏经通络。赤芍酸，寒，凉血活血，散瘀止痛，疏解肝血，缪希雍曾言：“赤芍主通利，专入肝家血分，故主邪气腹痛，其主除血痹，破坚积者”。桃仁红花同用，破瘀活血，《神农本草经》有言：“桃仁主瘀血，血闭症瘕。”《本草衍义补遗》：“红花，破留血，养血。多用则破血，少用则养血。”蜈蚣辛，温，有毒，可通经散寒，息风镇痉，通络止痛，张锡纯言：“蜈蚣走窜之力最速，内而脏腑，外而经络，凡气血凝聚之处皆能开；其性尤善搜风，内治肝风，外治经络中风”，现代药理学研究发现蜈蚣具有保护血管，镇痛的功效。地龙寒，咸，具有通络平喘，利尿降压的功效，《本草纲目》言：“地龙下行利小便，治足疾而通经络也。”《得配本草》言：“蚯蚓除风湿痰结，利小便，能引诸药直达病所。”现代药理学研究证明，地龙可以舒张支气管，解除支气管痉挛，延缓体内血栓的形成。地龙与蜈蚣同用，一辛一咸，一寒一温，使息风止痉，搜风通络止痛效果倍增。乌梢蛇甘，平，有祛风通络、息风止痉的功效，《开宝本草》言："主诸风瘙瘾疹，疥癣，皮肤不仁，顽痹诸风"。三药共助黄芪补气通络，助芎归引血入络，使药力周行全身。本方特点在于重用补气药，辅以少量活血调血药，共奏补气活血通络之功。诸药合用，使气旺血行，瘀破脉通，经脉得以濡养，风邪得祛，偏瘫得复。

（五）临床加减

1.上肢偏枯者，酌加桑枝 30 克，片姜黄 9 克，活血祛风通络。

2.下肢偏枯者，酌加桑寄生 15 克，炒牛膝 15 克，补肾活血。

3.伴有上肢疼痛者，酌加羌活 9 克，细辛 3 克，活血祛风止痛。

4.伴有下肢疼痛者，酌加独活 10 克，威灵仙 10 克，活血祛风止痛。

5.语言謇涩明显者，酌加石菖蒲 10 克，远志 10 克，涤痰开窍。

6.口眼㖞斜明显者，酌加全蝎 3 克，白僵蚕 10 克，息风通络。

7.伴有夜尿频数，遗尿者，酌加桑螵蛸 15 克，覆盆子 10 克，益智仁 15 克，补肾止遗。

（六）煎服法

每日一剂，水煎两次，共 300 毫升，分早、晚两次服。

（七）结语

中风是中医学对局部脑血液循环障碍引起的神经功能障碍的疾病的统称。中风偏瘫最早见于《黄帝内经》，《黄帝内经·素问·风论》："风中五脏六腑之俞，亦为脏腑之风，各人其户，所中则为偏风。"认为中风的机制是正虚邪中，《黄帝内经·灵枢·刺节真邪》："虚邪偏客于身半，其入深，内居营卫，营卫稍衰则真气去邪气独留，发为偏枯。"提出另一种观点即本气自病，这里的"偏风""偏枯"都指的是中风偏瘫；后世张仲景在《金匮要略》中首次提出"邪在于络，肌肤不仁，邪在于经，即重不胜，邪入于腑，即不识人，邪入于脏，舌即难言，口吐涎。"即中风的四个阶段，对后世医家产生了深远影响。

隋代巢元方的《诸病源候论》指出"半身不遂者，脾胃气弱，血气偏虚，为风邪所乘故也……脾胃既弱，水谷之精润养不周，致血气偏虚，而为风邪所侵，故半身不遂也。"在病机上阐明气血虚弱是中风偏瘫的主要原因。金元时期，李东垣认为中风偏瘫与正气自虚有关，提出"中血脉，则口眼歪斜，中腑，则肢废，中脏，则性命危机。"明清时期，张介宾强调"偏枯拘急痿弱之类本由阴虚""凡血中无气则病为缓纵废弛；气中无血则病抽掣拘挛"，认为偏瘫由气血亏虚所致。叶天士强调偏瘫是内风引起的，在《临证医案指南》提出："偏枯在左，血虚不荣筋骨，内风袭络。"王清任在此基础上另辟蹊径，对瘀血成因上独具己见，首创"气虚血瘀论"，提出瘀血无形的新观点，创立了补阳还五汤并广泛运用，形成了活血化瘀学术流派。后世继承者如唐宗海，其《血证论》为瘀血立论，提出"一切不治之症，总由不善去瘀之故也，凡治血者，先必以去瘀为要。"

于教授遵经立旨，认为中风一证，属本虚标实证，本虚者，以气虚、肝肾阴虚为主，标实者，以痰浊、瘀血为多。偏瘫活络Ⅰ号方主要是针对气虚推动无力，瘀血阻滞脉络而致的半身不遂症。本方重用生黄芪，意在补益元气，气旺则血行，血行则瘀去。于教授在方中较补阳还五汤多用乌梢蛇、蜈蚣等通络之品，使瘀血去，脉络通，对叶天士久病入络学说有所发挥，蜈蚣、地龙相须为用，辛咸除滞，开痰散结，通络止痛。临证时，以半身不遂，语言謇涩，口眼㖞斜，口角流涎，舌淡暗，苔薄白，脉虚为其辨证要点。方中重用补气药与少量活血药相伍，其配伍特点为：补气而不壅滞，活血又不伤正。全方合用，共奏补气活血通络之功效，是治疗脑血管病后遗症的有效方剂。于教授在临证时经常告诫我们，第一，本方在使用过程中，生黄芪可从30～60克起步，后酌情加大用量为好；第二，本方在使用过程中，一定要注重脉象的变化，以虚脉作为辨证要点，若见沉细脉时，疗效欠佳；第三，若见肝阳上亢，脉弦劲有力者，禁止使用本方。

（刘晨阳　付利华　李译辰）

第三章　神经系统疾病

一、化瘀还魂煎

（一）方药组成

柴胡 9 克	当归 10 克	川芎 10 克	赤芍 10 克
生地黄 10 克	枳壳 10 克	桔梗 10 克	牛膝 10 克
红花 10 克	桃仁 10 克	合欢皮 15 克	栀子 10 克
淡豆豉 10 克	琥珀粉 1.5 克（冲服）	珍珠母 30 克（先煎）	

（二）功效

清肝解郁，活血安魂。

（三）适应证

适用于顽固性失眠证，证见失眠日久，面色晦暗，胸闷憋气，易怒善太息，心中懊恼，舌暗有瘀点，舌苔薄黄，脉弦细或弦细数。

（四）方解

化瘀还魂煎是由血府逐瘀汤合栀子豉汤加减化裁而成。主要针对肝气郁滞、气滞血瘀，郁久化火而导致的顽固性失眠（不寐）而设，临证时主要以顽固性失眠，伴胸闷憋气，善太息，心中懊恼，面色晦暗，舌暗有瘀点，舌苔薄黄，脉弦细或弦细数为辨证要点。方中“血府逐瘀汤”疗病久而入络之血瘀；“栀子豉汤”治虚烦不得眠、心中懊恼。本方中柴胡疏肝解郁，升达清阳，《本草备要》载其：“柴胡，苦平微寒，味薄气升为阳。主阳气下陷，能引清气上行，而平少阳、厥阴之邪热”。牛膝入血分，性善下行，能破血通经，引瘀血下行，《本草经疏》载其：“牛膝君禀地中阳气以生，气则兼乎木火之化也，故其味苦酸平无毒。味厚气薄，走而能补，性善下行，故入肝肾”。二者合用，使得清阳得升，瘀血得下，气血并调，升降得宜，气和血顺，瘀血自去。赤芍清热凉血，散瘀止痛，《本草备要》载其：“尤能泻肝火、散恶血……能行血中之滞”，且赤芍微寒入血，有清热凉血之效，使得血中实热得去，以消心中之火及肝火。川芎活血行气，《本草纲目》载其：“血中之气药也，肝苦急，以辛补之，故血虚者宜之。辛以散之，故气郁者宜之”。生地黄清热凉血，滋阴养血，《雷公炮制药性解》载其：“味甘苦，性寒无毒，入心、肝、脾、肺四经。凉心火之烦热，泻脾土之湿热，止肺经之衄热，除肝木之血热”，当归养血活血，两者合用，在清肝火及心火的同时，使瘀去而不伤阴血。桔梗、枳壳升降气机，使药力达于胸中血府，有“通肺利膈下气”之效，以加强“气为血帅”之功，使气行则血行。桃仁破血行滞而润燥，《本草崇原》载其：“味甘酸，禀木气也，其仁亦主疏肝，主治瘀血因闭，疏肝气也”。红花活血祛瘀，《本草求真》载其：“辛苦而温，色红入血，为通瘀活血要剂”，此外，现代药理研究也表明红花具有保护心血管系统与神经系统的功效。栀子清热泻火除烦，《药性赋》载其：“味苦，性大寒，无毒。沉也，阴也。其用有二：疗心中懊憹颠倒不得眠，治脐下血滞小便而不得利”，《神农本草经》载其：“味苦，寒，主治五内邪气，胃中热气”，其善清三焦之火，肝火得清则肝魂得以顾护，则不寐等症可解。《本草思辨录》云：“至治肝则古方不可胜举，总不离乎解郁火。凡肝郁则火生，胆火外扬，肝火内伏，栀子解郁火，故不治胆而治肝。”淡豆豉除烦宣郁，善治胸闷心烦等症，《本草备要》载其：“宣，解表除烦。苦泄肺、寒胜热……治伤寒头痛，烦躁满闷，懊憹不眠，发斑呕逆。凡伤寒呕逆烦闷，宜引吐，不宜用下药以逆之。”两者合用，宣中含降，降中含宣，使郁热得以散，气机得以通达，脉道流利，共奏清热除烦，宣发郁热之效。此外，又合用珍珠母平肝潜阳，安神定惊，《中国医学大辞典》载其：“兼入心肝两经，与石决明但入肝经者不同，故涉神志病者，非此不可”，《饮片新参》载其：“平肝潜阳，安神魂，定惊痫，清热痞，眼翳”；琥珀粉活血安神，《本草经疏》载其：“琥珀，专入血分。心主血，肝藏血，人心入肝，故能消瘀血也”。血气得疏，则可令其条达。合欢皮活血解郁安神，《神农本草经》载其：“味甘，平。主安五脏，和心志，令人欢乐无忧”，此外，现代药理研究也表明合欢皮含皂苷、鞣质等，具有较强的镇静作用。两方合用，加以合欢皮、琥珀粉及珍珠母，使得瘀血得除，火郁得清，神魂自安，共奏清肝泻火，活血安魂之效。

（五）临床加减

1.若兼见嗳气、呃逆者，酌加旋覆花 10 克，降气之呃。

2.若兼见反酸者，酌加黄连 12 克，吴茱萸 2 克，清热止酸。

3.若兼见两胁肋胀疼者，酌加元胡 10 克，川楝子 10 克，疏肝止痛。

4.若兼见脾虚便溏者，原方去栀子，豆豉，酌加炒白术 10 克，莲子肉 15 克，健脾止泻。

5.若兼见惊惕者，原方酌加酸枣仁 30 克，养血宁心安神。

（六）煎服法

每日一剂，水煎两次，共 300 毫升，分早、晚两次服。

（七）结语

化瘀还魂煎主要是针对肝气郁滞日久，气滞血瘀，肝郁化火，扰动肝魂，魂不守舍而引起的不寐证。临证时以失眠日久，面色晦暗，胸闷憋气，易怒善太息，心中懊恼，舌暗有瘀点，舌苔薄黄，脉弦细或弦细数为其辨证要点。于教授认为，顽固性失眠隶属于中医“不寐”范畴。《增韵》：“寐者，昧也，目闭神藏。”不寐的病名较准确地反映了不能获得正常睡眠的一类疾病的特征。究其不寐成因，历代医家，论述颇多。有从营气、卫气论治，有从阴、阳之气论治，有从五神（神、魂、魄、意、志）论治，有从痰瘀论治，有从脑髓论治等等。而于教授遵经立旨，并结合临床实践，更主张从脏腑论治。尤对从肝论治理论研究颇深。于教授临证发现，现代人因情志因素导致的不寐证越来越多，其临床表现也多兼肝气郁滞、肝郁化火的症状、如善太息、心烦易怒、心中懊恼、两胁肋胀痛等。正如《黄帝内经·素问·灵兰秘典论》载：“肝者，将军之官，谋虑出焉。肝藏魂，主情志，喜条达，恶抑郁。若数谋不决，或情志不畅则肝气郁结，气枢不转，欲伸则内扰神魂而致不寐”，《症因脉治·内伤不得卧》载：“肝火不得卧之因，或因恼怒伤肝，肝气怫郁；或尽力谋虑，肝血所伤，则夜卧不宁矣”。于教授认为“肝为起病之源”，“内伤杂病责之于肝”，肝气得舒，肝火得清，则不寐诸症自消。此外，于教授认为，从瘀论治不寐的理论源于《黄帝内经》的五郁论，《黄帝内经·素问，至真要大论》曰：疏其血气，令其条达，而致和平。《黄帝内经·素问·阴阳应象大论》云：定其血气，各守其乡，血实宜决之，气虚宜掣引之。而提出从瘀论治不寐证，应首推清代医家王清任，王氏在所著《医林改错》一书中称："夜不能睡，用养血安神药治之不效者，此方（血府逐瘀汤）若神。"因此匠心创立了"化瘀还魂煎"，治疗因肝气郁滞、气滞血瘀、郁久化火而引起的顽固性失眠疗效显著，诸药合用，使得瘀血得除，火郁得清，神魂自安。

二、双夏温胆汤

（一）方药组成

夏枯草 15 克	法半夏 12 克	黄连 10 克	陈皮 10 克
茯神 15 克	枳壳 10 克	炙甘草 10 克	生姜 3 片
大枣 5 枚	琥珀粉 1.5 克（冲服）	夜交藤 15 克	竹茹 10 克

（二）功效

清热涤痰，活血安神，交通阴阳。

（三）适应证

心烦少寐，胸闷痰多，心悸呕恶，头晕头沉，或幻视、幻听、幻觉，舌暗苔黄腻，脉象弦滑。

（四）方解

双夏温胆汤由唐代孙思邈《备急千金要方》所载的温胆汤加减化裁而成，主要针对肝郁日久化火，炼液为痰，日久化瘀，加之痰火内扰所致的不寐，临证时以心烦少寐，胸闷痰多，心悸呕恶，头晕头沉，或幻视、幻听、幻觉的"三幻"症状，舌暗苔黄腻，脉象弦滑为其辨证要点。

方中以半夏、夏枯草为君。半夏性味辛温，功能燥湿痰，和胃健脾，宣通阴阳，参照《黄帝内经·素问·逆调论》所云："胃不和则卧不安"，不仅取其燥湿化痰之功，更取其和胃降逆之用；夏枯草性味辛苦微寒，功善清肝火，消瘀散结，《重庆堂随笔》谓夏枯草"散结之中，兼有和阳养阴之功。失血后不寐者服之即寐"；两药共为君药，相伍使用，其一为调整阴阳，清代陆以湉《冷庐医话》引《医学秘旨》谓之："盖半夏得阴而生，夏枯草得至阳而长，是阴阳配合之妙也"，夏枯草"气禀纯阳"（《本草备要》），引卫入阳，半夏引阳入阴，使阴阳平衡，营卫无端循环；其二为清热化痰，健脾和中。阴阳平和、痰化热消，则不寐之证自然缓解。

黄连、竹茹、琥珀、夜交藤四药为臣药。黄连大苦大寒，《本草备要》云其入心泄火、燥湿开郁，《本草便读》谓："黄连味极苦，性极寒，质极燥，专入心脾，清有余之实火"；竹茹甘而微寒，功擅清热化痰、除烦止呕，《本草崇原》曰："人身脉络不和，则吐逆而为热矣。……充肤热肉，淡渗皮毛之血，不循行于脉络，则上吐血而下崩中矣。凡此诸病，竹茹皆能治之，乃以竹之脉络而通人之脉络也"，琥珀性味甘平，入心、肝经，不仅能通心窍安神定魄，又"入手少阴、足厥阴血分。故能消瘀血"（《本草从新》）；夜交藤性平味甘微苦，功能养心安神，亦能调和阴阳，《本草正义》谓："今以治夜少安寐，盖取其能引阳入阴耳，……但止堪供佐使之助，因是调和阴阳者，故亦有利无害"。

参照《证治汇补·痰证》所云："脾为生痰之源，肺为储痰之器"，方中佐以陈皮取其理气燥湿之功；又佐以枳壳专入肺经，行气化痰，使气下而痰喘止，《本草备要》有云："大法治痰，以健脾顺气为主”，张元素亦云：“陈皮、枳壳利其气，而痰自下”；再佐以茯神开心益智兼以健脾渗湿，虽茯神主治略同茯苓，但茯苓入脾，肾之用较多，而茯神专入心，《本经逢原》谓：“风眩心虚非茯神不能除，然茯苓未尝不治心病也”，方中用茯神而非茯苓意在于此。三药主以调畅气机，使肺中气下无以储痰，脾中湿除无以生痰，兼以增强开心益智之用，故作为佐药使用。

生姜、大枣合用调和营卫，《本草撮要》云生姜“功专散邪和中，得大枣和营卫”；兼能温中补脾，以治呕恶；再加炙甘草调和诸药，制约苦寒药物以防碍胃，作为使药而用。全方诸药合用，使痰化热清瘀消，阴阳平衡，目自得瞑。

（五）临床加减

1.若兼见心悸明显者，加生龙齿30克，镇心定悸。

2.若兼见心中懊恼者，加炒栀子10克，淡豆豉10克，清肝泻火，宣散郁热，即火郁发之。

3.若胸闷憋气明显者，加瓜蒌皮15克，石菖蒲10克，理气化痰开结。

4.若见幻听、幻觉、幻视者，加服礞石滚痰丸。

5.若兼瘀血明显者，加丹参30克，郁金10克活血化瘀。

（六）煎服法

每日一剂，水煎两次，共300毫升，分早、晚两次服。

（七）结语

不寐即为失眠，临床证见入睡困难或睡后易醒、醒后难以再次入眠甚而彻夜难眠等，中医古籍中所论“不得卧”“不得眠”“目不瞑”“少寐”等皆算作不寐范畴，没有明显的发病人群特点，无性别、年龄、体质的特殊区分，临床发病率较高。虽发病后不危及生命，但易造成患者焦虑、抑郁、情绪不稳定等问题，现代医学病名对应不寐为“睡眠障碍”，因现代医学治疗多以精神类药物、心理治疗、物理疗法为主，患者在接受治疗前或治疗过程中难免心生顾虑，故现如今寻求中医治疗的不寐患者数量日益增多，也取得了较好的疗效。

对于不寐的认识，《黄帝内经》云：“卫气不得入于阴，常留于阳。留于阳则阳气满，阳气满则阳跷盛，不得入于阴则阴气虚，故目不瞑矣。”自此确立了不寐的基本病机在于阳气的升降失常，阳不交阴。而后巢元方在《诸病源候论》中进一步解释和深化谓之：“大病之后，脏腑尚虚，荣卫未和，故生于冷热。阴气虚，卫气独行于阳，不入于阴，故不得眠。若心烦不得眠者，心热也。若但虚烦而不得眠者，胆冷也。”指出脏腑功能失调，营卫循环被打破，阳不交阴而导致不寐，并且进一步引申出不寐的主要病位在心、在胆。进入近现代以后，中医对于不寐的认识进一步完善，提出不寐的病因有饮食不节，情志因素，先天禀赋不足，久病或老年、产后体虚等，不寐的病机也细分有心肾不交、阴虚火旺、肝胆郁热、心胆气虚等，但“阳不交阴”仍为最基本的病机。

于志强教授总结前人经验，认为不寐的病位虽在心，但和肝胆联系密切，宋代许叔微所著《类证普济本事方》谓之：“平人肝不受邪，故卧则魂归于肝，神静而得寐。今肝有邪，魂不得归，是以卧则魂扬若离体也”，肝郁化火，灼液成痰，痰火内扰，肝魂离舍；又胆主决断，明代龚廷贤《寿世保元》云：“不寐有两种，有疾后虚弱，及年高人阳衰不寐者，有痰在胆经”，痰结日久而化瘀，痰结于胆，肝胆互为表里，肝胆互扰而见不寐，故于教授特设双夏温胆汤以针对痰火内扰所致的不寐，双夏温胆汤虽化裁自唐代孙思邈《备急千金要方》所载的温胆汤，亦参考了双夏汤，双夏汤源自明代王肯堂所著《重订灵兰要览》:“从来不寐之证，前人皆以心肾不交治之，投剂无效，窃思阴阳违和二气亦不交。椿田每用制半夏、夏枯草各五钱，取阴阳相配之义，浓煎长流水，竟覆杯而卧”，较其他方更重视阴不交阳的基本病机；而温胆汤于金元之后由治疗如前文所述之“胆冷”所致失眠逐渐被归为治疗“痰结于胆”所致失眠，如《景岳全书》所言:“痰饮之邪宜化痰，如温胆汤、六安煎、导痰汤、滚痰丸之属是也”。两者相合而成双夏温胆汤，治以清热涤痰，活血安神，交通阴阳，使痰热得清，阴阳和平，目亦得瞑。

（杜泽珺　张红霞）

第四章　呼吸系统疾病

一、喉源性咳嗽方

（一）方药组成

蝉衣 10 克	胖大海 10 克	制百部 15 克	紫苑 10 克
前胡 10 克	陈皮 10 克	浙贝母 15 克	玉蝴蝶 10 克
桔梗 10 克	生甘草 10 克	麦冬 15 克	玄参 15 克

（二）功效

疏风清热，润喉止咳。

（三）适应证

咽喉作痒，呛咳少痰或无痰，咳呈连续性或痉挛性，咯痰不爽，或伴咽痛，咽哑，舌红，苔薄黄少津，脉细或数。

（四）方解

喉源性咳嗽方主要针对风热之邪外袭，咽喉失润，肺失宣肃所致喉源性咳嗽而设立，临床上以咽喉作痒，呛咳少痰或无痰，咳呈连续性或痉挛性，咯痰不爽，或伴咽痛，咽哑，舌红，苔薄黄少津，脉细或数为主要辨证特点。

方中以百部、紫菀为君药，百部甘苦、微温，《本草分经》记载其“利肺气而润肺”，《本草从新》更推崇百部“苦温能利肺气，……用百部熬膏、入蜜、不时取服、可疗三十年嗽”；紫菀辛苦、温，功能润肺下气，消痰止咳，“为下气化痰润肺，治血痰劳嗽圣药”（《本草害利》），两者合用以润肺止咳下气。

蝉蜕、胖大海为臣药。蝉蜕性味甘寒，功能散风除热，利咽解痉，《本草崇原》谓之：“一切风热之证，取而用之”，因其“功专发散”（《本草撮要》），方中取其祛风化痰利咽之用，又加之喉源性咳嗽病程冗长，参照清代叶天士在《临证指南医案》中提出的“经主气，络主血”“久则血伤入络”的观点，用虫蚁类药物入络搜逐以祛邪较使用荆芥、防风等本草类药物疗效更强，故用蝉蜕而非本草药物以专疏风清热、化痰除痉之功；胖大海甘、寒，功善开宣肺气，并能通泄皮毛，《慎德堂方》云其“治干咳失音，咽喉燥痛”，《本草纲目拾遗》亦云其可治“干咳无痰”。两药合用共奏疏风散邪、宣肺利咽之功。

陈皮、桔梗、前胡、玉蝴蝶、浙贝母、麦冬、玄参为佐药。前胡有搜风清热，宣肺止咳之功，《本草备要》谓之：“性阴而降，功专下气，气下则火降而痰消，能除实热”，桔梗苦辛，功能辛开散结、宣肺祛痰、利咽排脓，《本草从新》谓之：“为诸药舟楫，载之上浮”，能载诸药于胸膈之上；陈皮理气健脾、燥湿化痰，其可升可降，能燥能宣，《本草备要》云其：“同补药则补，泻药则泻，升药则升，降药则降”，张元素亦云：“陈皮、枳壳利其气，而痰自下”；三药合用以宽胸行气，一升一降，肺气得宣。玉蝴蝶甘凉，《中药大辞典》记载其能“利咽润肺；疏肝和胃”，喉源性咳嗽患者久咳咽痛咽哑，加以玉蝴蝶以清肺开音。《本草便读》云浙贝母“为肺燥之神丹”，甘寒泄肺化痰；麦冬甘寒，有养阴生津、润肺清心之功，张锡纯《医学衷中参西录》曰麦冬“入于胃养胃液，以开胃进食；助脾精散于肺，以平喘止嗽”；玄参咸寒，能入肺、胃、肾经，功能凉血滋阴，《本草求真》谓之：“书虽载能壮水，以制浮游无根之火，攻于咽喉……得此色黑性润，微寒以为节制，则阳得阴归”，三药浙贝母清肺热，麦冬滋脾阴，玄参滋肾阴，相辅相成以增强生津润肺、滋阴利咽之功。

甘草生用调和诸药使燥湿相济，亦能清化热痰，作为使药使用。诸药合用，共奏疏风清热，润喉止咳之功。

（五）临床加减

1.若咽痛明显者，加牛蒡子 15 克，板蓝根 15 克，以清热利咽止痛。

2.若见咽痒明显者，加僵蚕 10 克，清热润肺、利咽开音。

3.若见扁桃体增大者，加金银花 15 克，丹皮 10 克，清热凉血解毒。

4.若夜间咳嗽明显者，加桃仁 10 克，地龙 10 克，以活血化瘀、化痰通络。

（六）煎服法

每日一剂，水煎两次，共 300 毫升，分早、晚两次服。

（七）结语

喉源性咳嗽首见于《中医临床诊疗术语（疾病部分）》《干氏耳鼻喉口腔科学》，隶属于中医喉咳之范畴，以阵发性干咳，咽喉作痒为主要辨证要点，现代医学则将喉源性咳嗽归类于慢性咳嗽的常见类型之一，临床上若无细致分辨，常易错判为感染性疾病而导致治疗以头孢拉定等抗生素或甲氧那明等镇咳类药物为主，疗效差强人意，同时也易产生耐药性，故目前寻求中医药治疗的患者数量与日俱增，基于此，于教授总结前人经验，躬耕于临床，创制了喉源性咳嗽专病专方，辨证论治，取得了较好的疗效和反响。

对于喉源性咳嗽的认识，现代医学认为其并非类似其他咳嗽为单纯的细菌、病毒直接感染所致，而是和变应性咽炎有相似之处，和机体免疫功能下降、过敏原长期刺激、患者有烟酒史等有关，患者患病后咽部末梢神经长期处于慢性刺激状态，感受外邪、贪食生冷、劳累等皆可成为喉源性咳嗽发病的主要病因，感受外邪为其中要中之要，正好印证了孙一奎《医旨绪余》中所云：“喉主出纳，以应天气。而为肺之系，下接肺经，为喘息之道路”。结合《黄帝内经》记载“肺主皮毛”“皮毛者肺之合也。皮毛先受邪气，邪气以从其合也”《医旨绪余》：“自喉咙而通于肺，肺下无窍而有空，行列分布”，于教授认为，本病的病位在咽喉，并与肺密切相关，其病机关键，以风热之邪外袭，咽喉失润（咽需液养，喉赖津滋），肺气失降，上逆为咳最为多见。

于教授告诫我们，临证时，以咽喉作痒，呛咳少痰，咳呈连续性或痉挛性为其辨证要点。正如干祖望先生所说：“凡一切慢性咽炎，主症就是咽部干燥。其所以干燥，由于液不养咽，津不濡喉。干生燥，燥生风，风生痒，痒则酿成本病”。咽喉部检查常只见咽后壁黏膜充血，肺部检查多无异常，可作与其他疾病的主要鉴别依据。治疗喉源性咳嗽的第一要务便是要迅速消除咽喉作痒，呛咳少痰这一主症，同时防止复发。方中以虫蚁类药物来快速缓解患者痉挛性的咳嗽，以玉蝴蝶清肺开音以治疗患者咽哑咽痛的症状，并加入麦冬、玄参滋阴取“金水相生”之意，增液润肺以防喉源性咳嗽病程冗长，久燥伤阴，病情复发。另“肺为娇脏”，平素应以养为主，治疗过程中应嘱患者戒烟戒酒，避免接触尘螨等外物刺激，忌滥用各类止咳糖浆等。

《黄帝内经·素问》有云："五脏六腑皆令人咳，非独肺也"，于志强教授进一步强调，在治疗过程中还应运用五行生克制化理论，若子病及母，肺病而脾虚，脾虚而运化功能失调，津不上润于喉，如《医宗必读》所载："虽喘嗽不宁，但以补脾为急……脾有生肺之能……土旺而金生"；方中可酌加白术、茯苓、炙甘草，甘温扶脾之品。若母病及子，肺虚而致肾阴不足，虚火上灼咽喉，可酌加玄参、生地、知母，滋肾清热降火之品。如《类证治裁》所载："肺为气之主，肾为气之根，肺主出气，肾主纳气，阴阳相交，呼吸乃和。"

二、清肺定喘汤

（一）方药组成

炙麻黄 9 克	生石膏 30 克	杏仁 10 克	炙甘草 10 克
黄芩 10 克	瓜蒌皮 15 克	浙贝母 15 克	枳壳 10 克
地龙 10 克	陈皮 10 克	鱼腥草 15 克	

（二）功效

清热化痰，泻肺平喘。

（三）适应证

肺热咳嗽，痰热壅肺，喘促哮鸣；痰多黏稠而黄，热甚者可出现痰中带血；舌苔黄或黄腻，舌尖红，脉象滑数。

（四）方解

清肺定喘汤是由麻杏甘石汤化裁而成。麻杏甘石汤出自《伤寒论》"发汗后，不可更行桂枝汤，汗出而喘，无大热者，可与麻黄杏子甘草石膏汤"。用于治疗外感风寒入里化热之肺热喘咳；后吴鞠通将本方引入温病，治疗热饮"喘咳息促，吐稀涎，脉洪数，右大于左，喉哑，是为热饮，麻杏石甘汤主之。"即温热之邪直中肺卫之证。足见麻杏石甘汤在肺热喘咳中应用之广泛。方中麻黄既可解表，又有宣肺平喘之功，李中梓《雷公炮制药性解》载其"专主发散，宜入肺部，出汗开气……此骁悍之剂也"；杏仁苦降，《黄帝内经》所载"肺苦气上逆，急食苦以泻之"，杏仁味苦，降肺中之逆气。二者升降相伍，以合肺宣发肃降之生理功能，从而畅达肺中气机。甘草可补益中气，又可缓肺中之急。方中石膏，用量最大，用以清宣肺中郁闭之热邪。石膏与黄芩、黄连等相比，除具有清热作用外，还兼有外散之功，可透邪于表，实为麻杏甘石汤点睛之笔。李中梓《雷公炮制药性解》："石膏辛走肺、甘走胃，所以主发散，仲景名为白虎，盖有两义，一则以入肺，一则以其性雄。"麻杏甘石配伍辛开苦降，既可清热，又可改善肺的宣发肃降功能。黄芩入肺经，擅长清肺热，为治疗肺热咳嗽的要药。李时珍评价黄芩用于治疗肺热咳嗽的作用："药中肯綮，如鼓应桴，医中之妙，有如此哉！"

瓜蒌皮，具有清热涤痰，宽胸散结之功。张锡纯认为："瓜蒌，味甘性凉，能开胸间及胃口热痰，故仲景治小结胸之小陷胸汤，瓜蒌与连、夏并用。但若用其皮，最能清肺、敛肺、宁嗽、定喘。"故用瓜蒌皮以涤痰清肺。陈皮，理气健脾、燥湿化痰。《医方集解》称："治痰通用二陈"，然肺喜润恶燥，于肺热咳嗽而言，半夏温燥太过，改苦寒之浙贝母以清热化痰，兼有解毒散结之功，对于顽痰，尤为适用。浙贝母与瓜蒌皮配伍，两药皆苦寒，二者合用能清润滑痰而宽中，使得痰易咯出。

枳壳，辛散苦降，善走肺胃气分，功专下气开胸，利肺开胃，行气消胀。《雷公炮制论》载其："主下胸中至高之气，消心中痞塞之痰"。肺热痰壅，气机失畅，甚则肺气郁闭，枳壳消胸中之痰，又可降上逆之气。

地龙味咸，性咸寒，归肺、脾、膀胱经，具有清热化痰、通络平喘作用，善于祛风解痉化痰。现代药理研究表明，地龙具有抗组胺、改善支气管扩张、缓解平滑肌痉挛的作用。鱼腥草，辛，微寒。归肺经，清热解毒，消痈排脓，为治疗肺痈之要药。《本草经疏》云"鱼腥草，治痰热壅肺，发为肺痈吐脓之要药。"现代研究认为其对金黄色葡萄球菌、肺炎双球菌、甲型链球菌、流感杆菌等多种革兰阳性及阴性菌均有不同程度的抑制作用，还能增强白细胞的吞噬作用，提高机体免疫力，并有抗炎作用。

本方以辛开苦降之麻杏甘石为底方，并以清热化痰、降气平喘，临床应用收效颇佳。

（五）临床加减

1.若见喘促不减、大便秘结者，加酒大黄 5 克通腑泄热，釜底抽薪。

2.若见喘促不能平卧者，加葶苈子 15～30 克，大枣 12 克，枳壳 30 克，泻肺平喘。

3.若见顽痰日久，痰稠成块者，加海浮石 15 克，海蛤壳 10 克，软坚化痰。

4.食痰者，可加山楂 10 克、炒莱菔子 10 克主之。

（六）煎服法

每日一剂，水煎两次，共 300 毫升，分早、晚两次服。

（七）结语

肺主气，司呼吸，辅君主以行血，而奉养周身；居上焦，为脏腑之华盖而朝百脉。上系喉咙，开窍于鼻，以司呼吸；外合皮毛，启闭腠理，主一身之表。故六淫之邪无论由上而入，或由表而侵，肺无不首当其冲。《医学入门·咳嗽》："新咳有痰者外感，随时解散；无痰者便是火热，只宜清之……盖外感久则郁热，内伤久则火炎，俱宜开郁润燥。"

肺热咳嗽，或因风寒之邪，乘虚而入，初起多以其症轻而失治，郁久化热，或因风热之邪犯肺，邪热壅遏肺金，清肃失司，蒸液成痰。

清肺定喘汤主要是针对痰热壅肺而致的喘促哮鸣证而设，临床上以痰多黏稠色黄，舌尖红，苔黄或黄腻，脉滑数为其辨证要点。于教授认为，本病的病位在肺，病机关键是痰热郁阻，肺气不得肃降而致。于志强教授在临证过程中十分注重痰的辨证，他将痰分为湿痰、热痰、寒痰（饮）、顽痰、食痰等。湿痰者，痰白易咯，以二陈汤主之；热痰者，白痰而黏或黄痰，不易咯出，以二陈汤加黄芩、瓜蒌、枳壳主之；寒痰者，痰质清稀，落地成水，实为痰饮，以二陈汤加干姜、细辛、五味子主之；顽痰者，咳痰日久，不易咳出，以二陈汤加海浮石、海蛤壳主之；食痰者，以小儿喂养不当尤为多见，常伴有纳呆、嗳气，苔腻，二陈汤加山楂、炒莱菔子主之。此外，于教授认为：热痰蕴肺，虽然其病机均为热郁蒸液而成，然因其病因不同，其痰液亦不尽相同：若为新感温热之邪，因其病程较短，其痰黄黏稠、量较多，多能轻易咳出。若为风、寒之邪化热，其痰多黄白相间，其痰质颇黏，且因其病程日久，或可出现高热不退，溲黄便结之症，此时，可加减酒大黄 5 克以通腑泄热，海浮石 15 克，海蛤壳 10 克，以软坚化痰。老年久病之人，感邪而发为喘咳，邪盛正虚者，或见喘促不得平卧，可加葶苈子 30 克，大枣 12 克，枳壳 30 克，泻肺平喘。痰液阻于气道，易形成痰栓，从而导致肺通气不畅形成低氧血症，对于老年体弱，机体反应情况较差者或幼儿不能明确表达其症状者，应监测其血氧，预防喘憋发生，可酌情加白芥子、苏子以降气化痰。

肺热喘咳一证，乃为临床常见证候，西医对肺热咳嗽的理解，多认为是病毒、细菌、支原体等感染所致。对于细菌性感染所致喘咳，多应用抗生素治疗。对于病毒及支原体所致者，则大多数以对症缓解症状为主。临床常见抗生素使用不当，而出现耐药性感染的情况。感染症状控制后，遗留咳嗽、支气管炎等现象也很普遍。除此之外，对于老年体质虚弱患者及儿童至阴至阳之体，病情变化迅速，易出现危重症。中医从其病因病机入手，抓主证，辨病机，寒热温凉，随证加减，临床疗效十分显著，且较少遗留后遗症。另外，基于中医治未病理论：未病先防，已病防变。在急则治其标——治疗现有症状之外，还要防其变症：对于气虚之人，加用补气药以扶助正气，驱邪外出；对于阴虚之人，加用养阴清热之品，既有清热之效，又可防热邪伤阴。

三、加味四子养亲汤

（一）方药组成

莱菔子 10 克	白芥子 10 克	紫苏子 10 克	葶苈子 10 克
枳壳 10 克	陈皮 10 克	清半夏 9 克	茯苓 10 克
海浮石 10 克	地龙 10 克	炙甘草 10 克	

（二）功效

温肺化痰，降气平喘。

（三）适应证

临床证见咳喘痰多，黏而难咯，胸闷食少，发作时喉中痰涎壅盛，声如拽据，呼吸气促，舌苔厚腻，脉滑者（现代医学中慢性支气管炎、支气管哮喘、肺气肿、肺心病等如见此证者，可参考本方运用）。

（四）方解

本方主要针对脾失健运，聚液成痰，痰涎壅盛，阻遏气机，肺失肃降之哮、喘病而设。临床上以咳喘痰多，食少胸闷，黏而难咯，舌苔厚腻，脉滑为其辨证要点。该方由三子养亲汤和二陈汤加减化裁而成。三子养亲汤出自《韩氏医通》，方由白芥子、紫苏子与莱菔子组成。白芥子，温肺豁痰，尤善治老痰、顽痰，《本草化义》有言：“白芥子味辣，横行甚捷，体细，通行甚锐，专开结痰”；紫苏子辛温，归肺、大肠经，降气消痰，止咳平喘。且肺与大肠相表里，痰湿之邪从肠道而走，助肺气肃降；莱菔子可消食导滞。三药各有所长，故本方以三子养亲为君，《本草纲目》有言：“白芥子主痰，下气宽中；紫苏子主气，定喘止嗽；萝卜子（莱菔子）主食，开痞降气”。三药合用，可以发挥涤痰、降气、消食之功效。葶苈子，《神农本草经》云：“葶苈子主癥瘕积聚结气，饮食寒热，破坚逐邪，通利水道”，用以泻肺平喘。且病久则传化，心肺宗气同宗同源，现代药理学研究表明，葶苈子中葶苈子苷、葶苈子水提取液均有不同程度的强心苷样作用，增加心输出量，同时利尿以及减轻后负荷，用以预防或纠正心衰，既病防变。二陈汤出自《太平惠民和剂局方》，燥湿化痰，理气和中，是治疗湿痰之基础方。其中半夏温燥化湿，《主治秘要》有载：“半夏，燥胃湿，化痰，益脾胃气……除胸中痰涎”。茯苓健脾渗湿，《世补斋医书》中提到：“茯苓一味，为治痰主药，痰之本，水也，茯苓可以行水。痰之动，湿也，茯苓又可行湿”。

半夏、茯苓相合，燥湿行湿以祛有形痰液，运脾渗湿以防痰液再生。陈皮性温，味苦、辛，入脾、肺经，理气健脾，燥湿化痰，为治疗湿痰之主药。枳壳性微寒，味苦、辛，入脾、胃经，理气宽胸，行滞消积。陈皮、枳壳相合，一温一寒，辛苦并用，脾肺气机可调。枳壳与二陈汤相配，四药合用，是以气顺则痰自消，湿去则痰自除，以治顽痰之本。

哮病、喘证，病程迁延，久病易入络而瘀，常有痰瘀凝结，阻碍气机之象，对于宿根顽痰，寻常草木之属恐病重药轻，故酌加咸寒之品，咸者，能软、能下，海浮石、地龙以化痰软坚下气。《本草纲目》有载："海石，治老痰结块，能软坚也"，海浮石专入肺经以治顽痰结块，治以清肺化痰、软坚散结、利尿通淋。地龙，咸、寒，归肝、脾、膀胱经，清肺平喘，通络祛瘀，定惊利尿。且虫类药擅于走窜入络，深入营血，可祛肺经伏痰，增强平喘之功。此外现代药理学研究表明，地龙具有抗过敏，调节免疫功能的能力，对缓解支气管痉挛，改善缺氧现象有显著疗效。于教授认为，"地龙配海浮石，治顽痰如神"。炙甘草化痰止咳。诸药相合，共奏降逆涤痰，止咳平喘之功。全方以四子养亲汤化痰降气平喘以治顽痰之标，二陈汤与枳壳燥湿运脾理气以杜生痰之患；又以地龙深入血分，气血同调，是治疗顽痰哮喘的良方。

（五）临床加减

1.若证见胃纳欠佳者，酌加鸡内金 10 克、山楂 10 克以消食导滞。

2.若证见腹胀明显者，酌加大腹皮 15 克、厚朴 10 克以理气除胀。

3.若见周身乏力、大便溏泻者，酌加党参 10 克、白术 10 克以益气健脾止泻。

（六）煎服法

每日一剂，水煎两次，共 300 毫升，分早、晚两次服。

（七）结语

现代医学中慢性支气管炎、肺气肿、支气管哮喘、肺心病等病，隶属中医"喘证""哮病"范畴。临床中，以证见喉中哮鸣有声为哮，张口抬肩，呼吸气促，鼻息煽动为喘。《黄帝内经·素问·阴阳别论》中始有"喘鸣"的记载，最早记录了发作症状。《诸病源候论》中称之为"呷嗽"，指出病理性质为"痰气相击，随嗽而动，呼呷有声"。元代著名医家丹溪先生首创"哮喘"这一病名，并阐明"哮病专主于痰"的治疗原则。痰的产生与肺、脾、肾及三焦息息相关，脾为生痰之源，肺为贮痰之器，肾为生痰之根故也。肺不布津，脾不转精，肾不蒸化，则其所生之津液凝聚成痰，伏藏于肺成为哮喘发生的"夙根"。每每因外邪引动触发，内外合邪，肺气上逆，痰阻气道，气道挛急，哮鸣而喘。

于志强教授十分注重气机的调节，正如丹溪所言，"善治痰者，不治痰而治气，气顺则一身之津液亦随气而行"，治痰应以治气为首务。而五脏之中，肝主疏泄，主一身之气，为气血调节之枢，肝气平，肺之肃降才可得复，故于教授临证在予理气药（陈皮、枳壳、紫苏子、莱菔子等）同时，伍以少量虫类药（地龙）入肝，以适肝性，调畅气机。

此外于志强教授对于哮病、喘证等顽固性疾病，讲究痼疾必瘀，久病必瘀。肺主气，朝百脉，血脉和则肺气畅，气血津液得以散布全身。而肺气肃降失司，久则血行涩滞，循环不利，瘀阻络中。唐容川在《血证论·卷六》云："盖人身气道，不可有塞滞，内有瘀血，则阻碍气道，不得升降，是以壅而为咳……须知痰水之壅，由瘀血使然，但去瘀血，则痰水自消"。故对于顽痰瘀血阻络之证，若单行祛痰之品，恐难以推动。于教授临证之时，常酌加祛瘀通络药，如地龙，以使血活气动，气血畅行，脉络宣达，则痰浊随之而泄，邪去正复，咳喘自愈。

于志强教授常告诫学子，四子养亲汤纯属治标之剂，绝非治本之途，但临证时，若兼见脾肺气虚者，可酌加益气健脾之品，以脾肺同治。若出现纯虚无邪时，则禁用四子养亲汤。于教授创立了加味四子养亲汤作为治疗顽痰哮喘的有效方剂，治以温肺化痰，降气平喘。临床应用灵活，增减用量，以肺气上逆，痰阻气道为基本病机要点，而不拘于一病，这亦与中医“异病同治”理念相合。

（刘晨阳　高嘉蕾　徐逸凡）

第五章　消化系统疾病

一、参芍百合乌药汤

（一）方药组成

百合 30 克	乌药 6 克	丹参 30 克	檀香 6 克
砂仁 6 克	炙甘草 9 克	白芍 18 克	

（二）功效

滋阴柔肝，缓急和中，行气活血止痛。

（三）适应证

适用于胃阴亏虚，气滞血瘀而引起的胃脘疼痛（包括各种胃炎，胃及十二指肠溃疡，胃肠痉挛）。证见：胃脘痛日久，隐痛或胀痛，或伴胃痛昼轻夜重，口干口渴，舌质暗红，苔少，或见瘀斑、瘀点，脉象弦细。

（四）方解

参芍百合乌药汤主要是针对胃阴亏虚，气滞血瘀而引起的胃脘疼痛而设立，临床以胃脘痛日久，隐痛或胀痛，或伴胃痛昼轻夜重，口干口渴，舌质暗红，苔少，或见瘀斑、瘀点，脉象弦细为辨证要点。方中重用百合味甘，微寒，主治阴虚燥咳，劳嗽咳血，功可养阴清肺、清心安神。百合补中而不滋腻，《神农本草经》有："百合主邪气腹胀，心痛，利大小便，补中益气。"《日华子诸家本草》："安心，定胆，益智，养五脏"，陈修园认为"百合合众瓣而成，有百脉一宗之象，其色白而入肺，肺主气，肺气得降，诸气得调"，乌药辛开温散，能顺气畅中，散寒止痛，且善于疏通气机，用于治疗寒凝气滞胸腹诸症。《本草纲目》谓乌药："治脚气、疝气、气厥头痛、肿胀喘息。"方中百合与乌药合用，配伍上一温一寒，寒温相济，乌药之辛温可化解百合滋腻之弊，百合可去除乌药燥烈之性，防止其伤阴。百合又可降泄肺胃郁气，配以乌药宣通，温顺胃经逆气，二药合用，滋阴而不寒，补而不滞，对于寒热错杂、气机升降失常之证，可寒与热同调，并使中焦气机得畅。白芍苦酸，微寒，归肝脾经，《神农本草经》云："主邪气腹痛，除血痹，破坚积，治寒热疝瘕，止痛，利小便，益气。"炙甘草性味甘平，主五脏六腑寒热邪气，与白芍配伍，名为芍药甘草汤（又名去杖汤），功专养血柔肝，缓中止痛，正如《黄帝内经·素问·脏气法时论》所言："肝苦急，急食甘以缓之。"临床上凡见各类腹痛，胃脘痛，下肢筋脉疼痛，疗效显著。丹参，檀香，砂仁合为丹参饮，主治心腹诸痛，丹参味苦，微寒，归心肝经，行血破瘀，通经止痛，正如《名医别录》云："主养血，去心腹痼疾，结气，腰脊强。脚痹。除风邪留热。久服利人"。檀香味辛，温，归脾、胃、心、肺经，行气温中，开胃止痛，《本草备要》中记载檀香："调脾胃，利胸膈，为理气要药"。砂仁，辛散温通，芳香化浊之品，为气分之药，长于宣发气滞，畅膈宽中，散寒止痛，《药性论》曾言："主冷气腹痛，止休息气痢，劳损，消化水谷，温暖脾胃"。全方合用，共奏滋阴柔肝，缓急和中，行气活血止痛之功。

（五）临床加减

1.若见腹胀明显者，酌加厚朴花10克以增理气除胀之力。

2.见瘀血明显者，酌加五灵脂10克，延胡索10克以增理气活血化瘀之功。

3.若见反酸明显者，酌加海螵蛸10克，浙贝母15克以增止酸止痛之效。

4.若见大便不成形者，酌加茯苓10克，白术10克以增淡渗利湿，健脾止泄之力。

5.若见嗳气呃逆明显者，酌加旋覆花10克，代赭石15克以增降逆止呃之功。

（六）煎服法

每日一剂，水煎两次，共300毫升，分早、晚两次服。

（七）结语

消化系统疾病在内科疾病中占有较大比例，各类型消化溃疡、胃炎等均较常见，尤以浅表性胃炎最为常见。患者多有胃脘部疼痛、胀满、少食呆纳、便溏不爽，隶属中医“胃脘痛”“痞满”范畴。《黄帝内经·灵枢·邪气脏腑病形》指出：“胃病者，腹胀满，胃脘当心而痛。“首先提出胃痛的发生与肝、脾有关。《黄帝内经·素问·六元正纪大论》说：“木郁之发……民病胃脘当心而痛。”《黄帝内经·灵枢·经脉》说：“脾足太阴之脉……入腹属脾络胃，是动则病舌本强，食则呕，胃脘痛，腹胀善噫，得后与气则快然如衰。”

《伤寒论》中首见痞满病名，《伤寒论·辨太阳病脉证并治》云：“若心下……但满而不痛者，此为痞，柴胡不中与之，宜半夏泻心汤。”在本条中，张仲景创制半夏泻心汤治疗误下所导致的邪热内陷，脾胃受伤，湿浊壅聚之胃痞，并通过硬痛与否把它与结胸进行了鉴别，同时创诸泻心汤治疗不同类型的胃痞，一直为后世医家所效法。巢元方《诸病源候论·诸痞候》在病机病位的角度阐述道，“诸否者，营卫不和，阴阳隔绝，脏腑否塞而不宣，故谓之否……其病之候，但腹内气结胀满，闭塞不通”。朱震亨《丹溪心法·痞》则简明云，“痞者与否同，不通泰也”，并与胀满进行了鉴别，“胀满内胀而外亦有形，痞者内觉痞闷，而外无胀急之形也”。张介宾在《景岳全书·痞满》中更明确地指出：“痞者，痞塞不开之谓；满者，胀满不行之谓。盖满则近胀，而痞则不必胀也。”其通过辨证虚实提出不同的治法：“凡有邪有滞而痞者，实痞也；无物无滞而痞者，虚痞也。有胀有痛而满者，实满也；无胀无痛而满者，虚满也。实痞实满者，可消可散；虚痞虚满者，非大加温补不可。”此对后世痞满诊治颇有指导意义。

“百合乌药汤”出自陈修园的《时方歌括》，具有养阴清心，行气止痛之功效。主治心痛，心胸或脘腹胀痛，虚烦惊悸，失眠多梦。全国中医国医大师焦树德教授在此基础上创立了“三合汤”，治疗胃病，疗效显著。于志强教授在学习了古典医籍后，在焦树德教授“三合汤”的基础上，结合从医五十年的临床实践，匠心创立了“参芍百合乌药汤”。

“参芍百合乌药汤”是由“百合乌药汤”“丹参饮”“芍药甘草汤”三方组合而成，具有养血柔肝，行气活血止痛的功效，临证时多以胃阴亏虚，气滞血瘀证为其辨证要点。于教授认为，胃脘痛虽然病位在胃，但其本在肝，正如叶天士《临证医案指南》所云“肝为起病之源，胃为传病之所”，故在治疗上，以养肝柔肝，疏肝活血为要，故方中重用芍药甘草汤养血柔肝，丹参饮活血行气止痛。

（张瑞）

第六章　肝胆系统疾病

一、消癖煎

（一）方药组成

柴胡 10 克	白芍 10 克	三棱 10 克	莪术 10 克
山慈菇 6 克	炙甘草 9 克	王不留行 9 克	穿山甲 10 克（先煎）
瓜蒌皮 15 克	橘络 9 克	橘叶 9 克	青皮 6 克
浙贝母 15 克	生牡蛎 30 克	玄参 15 克	

（二）功效

疏肝理气，活血涤痰，软坚散结。

（三）适应证

乳房肿块（B 超示乳腺结节或乳腺增生），胀痛或刺痛，善郁易怒，胸闷胁胀，心烦口苦，月经量、色、质异常或痛经，舌质淡暗，苔薄黄略厚，脉弦滑。

（四）方解

消癖煎主要针对肝气郁滞日久，痰浊瘀血内停而形成结节肿块的乳癖而设，临床上主要以乳房肿块，胀痛或刺痛，善郁易怒，胸闷胁胀，心烦口苦，月经量、色、质异常或痛经，舌质淡暗，苔薄黄略厚，脉弦滑为辨证要点。本方以柴胡，芍药为君。柴胡轻清辛散，疏肝解郁《滇南本草》有言“柴胡行肝经逆结之气，止左胁肝气疼痛。”李杲《主治指掌》云柴胡“性升，在脏主血，在经主气”。白芍酸寒收敛，敛津液而护营血，收阳气而泄邪热。《滇南本草》记载：“白芍……收肝气逆痛，调养心肝脾经血，舒肝降气，止肝气痛”。二药配伍使用，合肝“体阴用阳”的特性。臣以浙贝母、生牡蛎、玄参三药（消瘰丸）相合，共奏清润化痰、软坚散结之功。浙贝母清热化痰，解毒散结消痈《本草逢源》曰“浙产者治疝瘕，喉痹，乳难，金疮，风痉，一切痈疡”。生牡蛎软坚散结《本草纲目》言其可“化痰软坚……消疝瘕积块，瘿疾结核”。玄参软坚散结，清热养阴《药性论》称其能“散瘿瘤瘰疬”。于志强教授谓玄参滋水涵木，与牡蛎配伍而平抑肝气，从而辅助柴胡、白芍梳理肝气之郁结。三者以咸苦寒润合法，纳平肝于清化软坚之中，使瘰疬痰核，癥瘕积聚先软后散。另有瓜蒌皮清热化痰且宽胸中气《施今墨对药》载其：“清肺化痰，宽中利气”。又合三棱，莪术破血行气消积，两者相须为用，共同破除因气血凝滞所致的癥瘕积聚。现代临床研究已经证明三棱与莪术用于肿块较硬的乳腺增生症疗效好。穿山甲通经下乳、活血消癥、消肿排脓，《本草纲目》中载其：“古方鲜用，近世风疟、疮科、通经、下乳，用为要药”。王不留行活血通经，下乳，《名医别录》云其“性平，主治痈疽，瘘乳，妇人难产”。《本草纲目》曾云：“穿山甲、王不留，妇人服了乳长流”。于志强教授谓穿山甲善活血走窜，无微不至，可宣通脏腑，贯彻经络而通经下乳。王不留行苦泄宣通，行而不留，能行血脉，通乳汁。二者合用可散乳汁淤积以及血滞经闭导致的癥瘕，为治疗乳腺疾病的要药。山慈菇清热解毒，化痰散结，可散因热毒而顽固焦灼之痰形成之结。《本草纲目》中记载："山慈菇（根）主疔肿，攻毒破皮，解诸毒蛊毒，蛇虫狂犬伤。（叶）涂乳痈、便毒尤妙"。佐以善通经络之橘络及疏肝行气，散结消肿之橘叶与疏肝破气之青皮，共调肝气以减轻双乳胀痛。李杲曾云："青皮，乃足厥阴引经之药，能引食入太阴之仓"，有"破滞削坚"之药效。炙甘草益气且调和诸药。本方以调节肝经气血，调畅肝经气机为主，祛除痰淤羁留为辅。诸药共奏疏肝理气，活血化痰，软坚散结之功，从而调畅一身气血，消乳癖于无形。（若穿山甲无货，可用水蛭 3 克替代）《神农本草经》云："水蛭，味咸、平。主逐恶血；瘀血月闭，破血瘕积聚，无子；利水道。生池泽。"

（五）临床加减

1.若见肝火亢盛者，酌加栀子 10 克、夏枯草 10 克以清泻肝火。

2.若见面色萎黄、便溏明显者，原方去瓜蒌、山慈菇，酌加白术 10 克、茯苓 10 克、莲子肉 15 克，以益气健脾。

3.若见足膝酸软，畏寒肢冷者，酌加仙灵脾 10 克，仙茅 6 克以温补肾阳。

4.若见有乳腺癌倾向者（B 超示 4a 以上者），酌加白花蛇舌草 15 克、七叶一枝花 10 克，清热祛湿，抗癌解毒（如符合手术指征则以手术为先）。

5.若见肝气郁结，双胁肋疼痛明显者，加元胡 10 克、川楝子 10 克以理气止痛。

6.若结节、肿瘤较大者，加橘核 10 克、荔枝核 10 克，理气化痰散结。

（六）煎服法

每日一剂，水煎两次，共 300 毫升，分早、晚两次服。

（七）结语

乳腺增生病是乳腺组织的既非炎症也非肿瘤的良性增生性疾病。其临床特点是单侧或双侧乳房疼痛并出现肿块，乳痛和肿块与月经周期及情志变化密切相关。乳房肿块大小不等，形态不一，边界不清，质地不硬，活动度好。本病好发于 25～45 岁的中青年妇女，其发病率约占乳房疾病的 75%，是临床上最常见的乳房疾病。乳腺增生隶属于中医乳癖的范畴，《疡科心得集》曰："有乳中结核，形如丸卵，不疼痛，不发寒热，皮色不变，其核随喜怒消长，此名乳癖。"明代龚居中在《外科活人定本・卷之二》中指出："乳癖，此症生于正乳之上，乃厥阴，阳明经之所属也……何谓之癖，若硬而不痛，如顽核之类"，首次将乳癖定义为乳房肿块。《医宗金鉴・外科心法要诀・胸乳部》称之为乳中结核，并阐述了其辨证论治，曰："初起气实者宜清肝解郁汤，气虚者宜香贝养荣汤。若郁结伤脾，食少不寐者，服归脾汤，外俱用木香饼灸法消之甚效。"

于教授认为乳癖的发生主要是因为肝木不疏引发，继而影响乳络中经络之气的正常运行，导致痰瘀阻滞经络而形成有形的郁结。治疗当以疏肝理气开郁为先务，辅以活血涤痰，软坚散结。从乳癖发生原因看，乳癖发生与情志异常、冲任失调密切相关，《外科正宗》曰："乳癖……其核随喜怒消长，多由思虑伤脾，怒恼伤肝，郁结而成也。"《疡科心得集》指出："良由肝气不舒郁积而成，若以为痰气郁结，非也。"肝主藏血，主筋。乳房为筋肉所聚之处，筋肉由肝所主，同时，肝又主疏泄，若肝失疏泄，气机失调，则乳房气机不畅而胀满疼痛，影响经脉流行则形成乳癖。《圣济总录》云："妇人以冲任为本，若失于调理，冲任不和，或风邪所客则气壅不散，结聚乳间，或硬或肿，疼痛有核"。冲任失于调理则气聚而结于乳，无法维持乳络正常的生理功能。从经络循行来说，肝、胆、胃经以及冲任二脉循行路线均绕乳房。足厥阴肝经上贯膈，布胸胁绕乳头而行；足少阳胆经从缺盆下胸中，过季肋，行于乳外侧；足阳明胃从缺盆下乳内廉；冲任两脉皆起于胞中，任脉循腹里，上关元，至胸中，冲脉挟脐上行，至胸中而散。可见乳房与经脉联系广泛而密切，经脉是否通调，与乳癖形成密切相关。

于志强教授主张“内伤杂病从肝论治”，“内伤杂病以开郁为先务”。喜怒不节则伤脏，脏伤则病起于阴也。肝主疏泄气机从而调畅情志，肝气调和则志意和，从而精神专直，魂魄不散，悔怒不起。反之，肝的疏泄功能失常，气机失调，可导致五脏病变，故《四圣心源·六气解》也称肝为“五脏之贼”。于教授结合自身临证体会提出在内科杂病的治疗中应考虑从肝论治。此外，内伤杂病不外乎人体六气有余不足所生之病。朱丹溪曰：“气血冲和，万病不生，一有怫郁，诸病生焉，故人身诸病，多生于郁”，于教授认为“郁滞”为百病之始，贯穿疾病发生发展之全过程，并根据病邪深浅之不同，将“郁滞”分为“气机之郁”“水液之郁”“血络之郁”“痰瘀为郁”“正虚而郁”五阶段，并以“气机之郁”为先。故应用疏肝理气之法治疗乳癖，又因“冲任二经，上为乳汁，下为月水”，乳络拥塞积块，则冲任不达，故调理冲任，也应作为治疗乳癖重要方面。正如《黄帝内经·素问·上古天真论》云：“夫上古圣人之教下也，皆谓之虚邪贼风，避之有时，恬淡虚无，真气从之，精神内守，病安从来”。在日常生活中应注意调节精神情志，保持平和的心态。就能将很多疾病防患于未然，消病于无形。

二、消瘿煎

（一）方药组成

柴胡 9 克	赤芍 10 克	昆布 10 克	海藻 10 克
山慈菇 6 克	三棱 10 克	莪术 10 克	穿山甲 10 克（先煎）
海浮石 10 克	生牡蛎 30 克	浙贝母 15 克	玄参 15 克

（二）功效

疏肝解郁，涤痰活血，软坚散结。

（三）适应证

主治颈部增粗（甲状腺结节、甲状腺癌、单纯性甲状腺肿等），舌质暗红，苔薄白，脉弦。

（四）方解

消瘿煎主要是针对肝郁气滞，痰浊瘀血互结而致的颈部增粗（瘿病）而设，临床上以颈部增粗，舌质暗红，苔薄白，脉弦为其辨证要点。方中柴胡、赤芍为君，柴胡功善疏肝解郁，赤芍清热凉血，活血化瘀，《本草经疏》有云：“木芍药色赤，赤者主破散，主通利，专入肝家血分，故主邪气腹痛。其主除血痹、破坚积者，血瘀则发寒热，行血则寒热自止，血痹疝瘕皆血凝滞而成，肢凝滞之血，则痹和而疝瘕自消。”二药相合，疏肝活血，共为君药。臣以昆布、海藻消痰软坚散结，《本草经疏》：“昆布，咸能软坚，具性润下，寒能除热散结，故主十二种水肿、瘿瘤聚结气、瘘疮。东垣云：瘿坚如石者，非此不除，正咸能软坚之功也。详其气味性能治疗，与海藻大略相同。”《神农本草经》亦云：“海藻主瘿瘤气，颈下核，破散结气，痈肿症瘕坚气，腹中上下鸣，下十二水肿。”不仅如此，现代药理学也表明二者可以暂时抑制甲状腺功能亢进的新陈代谢率而减轻症状，其作用是由于所含的碘、碘化物引起的。三棱、莪术破血行气，消积止痛，王好古云："三棱，破血中之气，肝经血分药也。三棱、莪术治积块疮硬者，乃坚者削之也……通肝经积血。治疮肿坚硬"。三棱破血，莪术破气，二者相须为用，使瘀血得去。又合海浮石，味咸，性寒，入肝、肺经，可清肺火、化老痰、利水通淋、软坚散结。《药品化义》记载："海石，味咸能降火，又能软坚，故力降热痰、软结痰、消顽痰；因其体浮，专主上焦心肺之分。咽喉之间消化凝结，化痰丸中必用之药也。"穿山甲善于走窜、行散，《医学衷中参西录》言其："穿山甲，味淡性平，气腥而窜，其走窜之性，无微不至，故能宣通脏腑，贯彻经络，透达关窍，凡血凝血聚为病，皆能开之。"《本草拾遗》中记载山慈菇："主痈肿疮瘘，瘰疬结核等，醋磨敷之，亦除皯疱。"，且现代药理学明确二者都具有抗肿瘤的药理作用。二者合用凡血凝血聚之为病，皆能开之。浙贝母、生牡蛎、玄参化痰清热化痰，降气开郁，软坚散结，见于《医学心悟》之消瘰丸。玄参味甘、苦、咸，性微寒，软坚散结，《药性论》言其"散瘿瘤瘰疬"。牡蛎味咸，咸寒，入肝、肾经，具有软坚化痰的功效，《神农本草经》云其可"除拘缓鼠瘘"。浙贝母味苦，性寒，清热化痰，降气开郁散结，《本草纲目拾遗》言其可"解毒利痰，开宣肺气"，《神农本草经》称其"最降痰气，善开郁结"。三药相合，共奏清润化痰、软坚散结之功。以上诸药合用，共奏疏肝解郁，涤痰活血，软坚散结之功，为治疗瘿病的专病专方。

（五）临床加减

1.若见肝郁化火、心烦易怒者，加炒栀子10克，丹皮10克，清肝凉血泻火。

2.若见甲状腺B超示4a类以上者，加白花蛇舌草30克，七叶一枝花10克，清热解毒抗癌（主张以手术为先）。

3.若见面色萎黄、腹胀便溏者，加炒白术15克，枳壳15克，健脾理气除胀。

4.若见舌红少苔、乏力气短者，加沙参30克，麦冬15克，五味子6克，益气养阴。

5.若见善太息明显者，加合欢皮10克，紫苏梗10克，疏肝解郁。

（六）煎服法

每日一剂，水煎两次，共300毫升，分早、晚两次服。

（七）结语

单纯性甲状腺肿、甲状腺结节、甲状腺癌等属中医"瘿病"范畴，现代医学主要治疗方式多使用药物、手术等，不良反应大，而在临床应用中，中医疗法众多，具有疗效好、不良反应小等特点，具有一定优势。

《重订严氏济生方·瘿瘤论治》中云："夫瘿瘤者，多由喜怒不节，忧思过度，而成斯疾。大抵人之气血，……气滞血凝，为瘿为瘤。"指出七情内伤为瘿病的致病因素。《诸病源候论·瘿病》："瘿者由忧恚气结所生，亦曰饮沙水，沙随气入于脉，搏颈下而成之"明确指出瘿病病因与情志内伤与水土因素有关。《外科正宗·瘿瘤论》："夫人生瘿瘤之症，非阴阳正气结肿，乃五脏瘀血、浊、气、痰滞而成"，提出瘿瘤的主要病理是气、痰、瘀壅结的观点。《圣济总录·诸瘿统论》中记载："妇人多有之，缘忧恚有甚于男子也"言明本病发病女性多于男性，女子以肝为先天，易发此病。可见瘿病多因情志内伤，水土不适及体质因素等影响，忧思气结，气、痰、瘀壅于颈前，发为本病。

于教授总结历代医家学术经验，并结合多年临床实践，匠心创立消瘿煎，为治疗瘿病的专病专方。于教授认为其病位在肝，主张"内伤杂病从肝论治"，"内伤杂病以开郁为先务”。盖因足厥阴肝经起于足大趾大敦穴，沿大腿内侧，绕阴器，抵少腹，布两胁，沿喉咙的后边（灵枢经称此部位为颃颡），上行连接目系，与督脉会于头顶部。且肝为风木之脏，主疏泄，开窍于目，主藏血，在志为怒，具有疏通、畅达全身气机，促进精血津液的运行输布，促进脾胃之气的升降，促进胆汁的分泌排泄以及情志的舒畅等作用。瘿病病机关键为：忧思恼怒，肝气郁结，气机失畅，影响水液、血液的运行，水液停留，聚而生痰；血行不畅，瘀血内停。初期多为气机郁滞，津凝痰聚，痰气搏结颈前所致，日久引起血脉瘀阻，气、痰、瘀三者合为患，壅结肝经循行之颃颡，则为瘿病。故治疗主在调肝，从疏肝解郁，涤痰活血，软坚散结三方面进行，结合临床症状，加减化裁，调气为先，气血同治，验之于临床疗效显著，为治疗瘿病之良方。

（许诺　贾轲欣）

第七章　泌尿生殖系统疾病

一、通淋排石汤

（一）方药组成

石韦 30 克	冬葵子 15 克	车前子 30 克（包煎）	瞿麦 10 克
金钱草 20 克	海金沙 20 克	鸡内金 10 克	川牛膝 15 克
炙甘草 10 克	白芍 24 克	乌药 6 克	

（二）功效

清热利湿，通淋排石。

（三）适应证

主治泌尿系结石，证见小便淋痛、少腹拘急、尿中或见沙石，或排尿中断，舌红苔黄腻，脉弦滑。

（四）方解

通淋排石汤是在《外台秘要》石韦散基础上加减化裁而成，临床主要针对湿热蕴结日久，灼液成石，肾与膀胱气化不利所致的石淋。临证时，以小便淋痛、少腹拘急、尿中或见沙石，或排尿中断，舌红苔黄腻，脉弦滑为其辨证要点。

石韦、冬葵子在石淋中的应用，可追溯至西汉《五十二病方》时期，一直沿用至今，其临床疗效可见一斑。石韦苦寒，入肺与膀胱经，利尿通淋、凉血止血。《本草备要》言其“通膀胱而利水道”。动物实验研究发现，单味石韦煎剂可有效降低结石对肾脏的损伤，增加尿中结晶的排泄。冬葵子，性寒，入大肠、小肠经，为滑窍利尿之品，既能通乳消胀，又能利尿通淋。《长沙药解》载其“滑窍而开癃闭，利水而泻膀胱”。车前子甘寒滑利，渗湿泄热，助冬葵子以滑窍利尿，早在《神农本草经》时期，就有“主气癃，止痛，利水道小便，除湿痹”的记载；瞿麦，苦寒沉降，能清心与小肠之火，破血通经，利小便而导热下行，陶弘景在《本草经集注》中载其“主治关格诸癃结，小便不通，出刺……逐膀胱邪逆”，助石韦以凉血通淋。

鸡内金为雉科动物家鸡的砂囊内壁，可生用或炒用，入脾、胃、小肠、膀胱经，鸡内金治疗结石的最早应用，可追溯至明《医林集要》单用本品治疗“小便淋沥，痛不可忍者。”发展至民国时期，张锡纯提出“鸡内金，鸡之脾胃也，中有瓷、石、铜、铁皆能消化，其善化瘀可知……不但能消脾胃之积，无论脏腑何处有积，鸡内金皆能消之。”鸡内金有研末冲服、水煎服、炒制等多种剂型，现代研究发现，鸡内金用于治疗结石时，其水煎剂疗效优于炒制及研末冲服。金钱草，味甘微咸，入肝、肾、膀胱经，有利水通淋、清热解毒、散瘀消肿之功。海金沙性寒，味甘，归小肠、膀胱经，有清利湿热，通淋止痛作用。现代研究发现，金钱草、海金沙可通过扩张输尿管，增加输尿管蠕动频率，从而促进尿路结石的排出。三金组合应用，排石效果显著，临床观察发现，不仅在泌尿系结石中效果显著，对于胆道结石，也可以加减应用。

炙甘草、白芍，取芍药甘草汤之意，缓急止痛。陈恭溥在《伤寒论章句》中论及“芍药甘草汤治在厥阴、太阴，甘草能缓厥阴之脚挛急，合芍药之苦，苦甘化阴，故二味又能养血通络”。经后世加减化裁，组成去杖汤，以和血通络，缓急舒筋。泌尿系结石常见“少腹拘急、茎中痛”，此均为厥阴肝经循行所过，故二者为治疗石淋排石期常用组合。现代研究发现芍药甘草汤中的两个重要药效组分甘草酸与芍药苷在解痉、解热、抗炎、抑制胃液分泌和松弛平滑肌方面均有协同作用。结石发作时，痛如针刺，尿道括约肌收缩，加之结石阻滞，尿液点滴难出，若不能尽快缓解，则有造成肾积水的风险。芍甘合用，缓解疼痛及肌肉痉挛。

乌药，入肾与膀胱经，行气止痛、温肾散寒。通淋方中药物以清热利湿为主，寒凉有余，阻碍阳气运行，加入乌药，寒温并用，防止凉遏太过。其次乌药本身有行气止痛、温肾散寒之效，肾中阳气助膀胱蒸腾化气，促进气机运行，助石排出。

川牛膝，味苦酸、气平，入足太阳膀胱经、足厥阴肝经。利水开淋，破血通经。正如黄元御在《玉楸药解》中所载“疏利水道，治小便淋涩疼痛”。全方共奏清热利湿，通淋排石之效。

（五）临床加减

1.若见血尿者，加白茅根 30 克，藕节 30 克，琥珀粉 1. 5 克，清热凉血止血。

2.若见腹痛明显者，加元胡 10 克，川楝子 10 克，理气活血止痛。

3.若见肾虚腰痛者，加炒杜仲 15 克，胡桃肉 10 克，补肾壮腰止痛。

（六）煎服法

每日一剂，水煎两次，共 300 毫升，分早、晚两次服。

（七）结语

泌尿系结石，包括膀胱结石、输尿管结石和肾结石，属于中医“石淋”范畴。古代“石淋”的诊断以小便中下如砂石为标准，随着诊断技术的进步，现已将无症状性结石和无砂石排出之结石，归在“石淋”病中辨治，对其病因病机也有了更深层次的认识。

中医对该疾病的认识可以追溯到《黄帝内经》时期，《黄帝内经・素问・六元正纪大论篇》称之为“淋”“淋閟”，意为：小便淋漓不畅，甚则闭阻不通。《五十二病方》时期已经对其有初步论述：“病已，类石如泔从前出”并有“三温，煮石韦若酒而饮之”和“葵种入汤剂”治疗石淋的相关记载；《中藏经》中记载了砂淋的症状“腹脐中隐痛，小便难，其痛不可忍须臾，从小便中下如砂石之类。有大者如子或赤或白（一作黄）色泽不定。”并记载其病机“此由肾气弱而贪于女色……虚伤真气，邪热渐强，结聚而成砂，又如以水煮盐，火大水少。盐渐成石之类谓肾者水也。咸归于肾水消于下虚热日甚，煎结而成。此非一时而作也。盖远久乃发。”《金匮翼》中则提出：“初则热淋、血淋，久则煎熬水液，稠浊如膏、如砂、如石也。”认为各种淋证可相互转化，或同时存在。并认为治疗石淋要“开郁行气，破血滋阴”。

于教授认为，长期饮酒，喜食肥甘，饮水过少，久坐少动，肝郁化火是现代发生石淋的主要病因，其病位在肾和膀胱，与肝、脾二脏密切相关。其病机要点为：肾虚为本，下焦湿热蕴结，肝郁化火，煎灼尿液成砂石，阻碍气机畅行，瘀血内停为标。论其治疗，于教授倡导实则通淋，虚则补虚，虚实夹杂者，补通结合。于教授通过五十多年的临床实践告诉我们，泌尿系结石（石淋）一证，在急性期多以标实为主，此时投以通淋排石汤，促进排石、溶石，疗效显著。

此外，于教授还经常告诫我们，在排石的过程中，应注意以下问题：其一，要密切观察结石的大小与形态，一般而言，结石小于0.6厘米，结石表面光滑者，其治疗效果显著，结石大于0.6厘米，表面欠光滑者，疗效较差。如结石大于1厘米，暂不要排石，而需要先体外碎石，后酌情再排石。其二，要观察结石的位置。在上段（肾脏，输尿管）结石，不易排出，而在下段（膀胱，尿道）结石排出较易。其三，在排石阶段，一定要大量饮水，每天饮水量在2500～3000毫升为佳，从而增加尿液以利排石。其四，在排石阶段，进行适量运动，若身体条件允许，可原地跳动以促进结石排出。

我国是泌尿系结石三大高发地区之一。其在人群中的发病率为120/10万至200/10万。随着人类工作、生活方式的改变，代谢类疾病如高血脂、高血糖等发病率的升高，泌尿系结石的发生率也呈现明显上升趋势。此外，泌尿系结石还容易引起尿路感染、肾积水等，结石作为一类高复发率疾病，迁延不愈易损伤肾功能。中医从个人体质及石淋发生时的症状及舌脉等方面入手，在促进排石、减轻石淋症状方面疗效颇佳。除此之外，现代检查技术的进步，使得石淋在无症状或症状较轻阶段就已经可以被发现，中医治未病思想讲究未病先防，在灼液成石初期，尽早干预，改善体质，促进排石，可有效防止石淋的进一步发展，减少石淋对肾脏功能造成的破坏。

二、前列腺消癥方

（一）方药组成

三棱10克	莪术10克	王不留行10克	皂角刺10克（先煎）
橘核10克	石韦30克	冬葵子10克	车前子30克（包煎）
生甘草10克	牛膝15克	昆布10克	

（二）功效

行气活血，散结消症。

（三）适应证

治疗良性前列腺增生证。

临床证见：排尿困难，小便不畅，阴囊潮湿，或尿频，尿急，尿等待，或见小腹坠胀，舌质暗红，舌苔黄腻，脉弦滑。

（四）方解

前列腺消症方主要针对标实证的良性前列腺增生而设；临证时以排尿困难，小便不畅，阴囊潮湿，或尿频，尿急，尿等待，或见小腹坠胀，舌质暗红，舌苔黄腻，脉弦滑为辨证要点。方中三棱、莪术、王不留行、皂角刺、橘核五者配伍共奏行气散结消癥之功；其中三棱苦、平，入肺、脾、肝经；莪术辛、苦、温，归肝、脾二经，《雷公炮制药性解》云："三棱味苦，性平，无毒，入肺、脾二经，主行气行血。三棱为血中气药，脾裹血，肺主气，宜并入焉。盖血随气行，气聚则血下流，故生癥积之患，非三棱不治。莪术味苦辛，性温，无毒入肺、脾二经。开胃消食，破积聚，行瘀血，疗心疼，除腹痛。与三棱相似，故经络亦同，但气中血药为小异耳。"二者相配伍既可破气中之血，又可行血中之气，故能破血祛瘀，行气止痛。王不留行，味苦、平，无毒，入心、肝二经，此药专疗血证。《长沙药解》言："疗金创而止血，通经脉而行瘀"《本草纲目》载："王不留行能走血分……其性行而不住也"，并明确记载能"利小便"。在古代就有用其入药而通淋的案例，《资生经》记载："一妇人患淋卧久，诸药不效，用剪金花（王不留行）十余叶煎汤，遂令服之，明早来云，病减八分矣"。皂角刺、橘核二药均入肝经，功专行气消肿，皂角刺性辛、温，归肝、胃经，功善消肿痛，溃痈。《本草撮要》有言："味苦，入足厥阴经，功专行肝气，消肿散毒，腰肾疼痛。"橘核味苦，入足厥阴肝经，功专行肝气，消肿散毒。《饮片新参》中指出："功治厥阴颓疝，小腹胀痛。"

石韦、冬葵子、车前子伍用是利水通淋的常用对药，见于《证治汇补》之"石韦散"，于教授认为，石韦、冬葵子皆为苦寒滑利之品，《黄帝内经》云"滑可去着"，即用润滑通利的药物治疗体内病邪留滞的方法，二药合用，相辅相成，以通为用。车前子，甘寒而利，入肾经，功善利尿通淋，《神农本草经》载："味甘，寒，无毒。主气癃，止痛，利水道小便，除湿痹。"三药合用以清热利水通淋。

牛膝入足太阳膀胱经、足厥阴肝经，活血祛瘀，补肝肾，强筋骨，利尿通淋，引血下行。《雷公炮炙药性解》："牛膝，味苦……理膀胱气化迟难。"《玉楸药解》："归膀胱、肝经，牛膝疏利水道，治小便淋涩疼痛。"故用其通利之功以疏利水道。昆布味咸，性寒，入足太阳膀胱经，有消痰软坚、利水退肿之功。甘草生用，调和诸药。以上诸药并用，共奏行气活血，软坚散结消积之功，使癥积得散，尿道得通。

（五）临床加减

1.若证见小便涩痛者，佐加瞿麦 10 克，扁蓄 10 克，清热通淋。

2.若湿热下注明显者，加苍术 10 克，黄柏 10 克，清利下焦湿热。

3.若小腹坠胀明显者，加乌药 6 克，理气除胀。

4.若见肾气不足者，小便不利，夜尿频多，上方去石韦、冬葵子、车前子，加桑螵蛸 15 克，益智仁 10 克，菟丝子 15 克，补肾缩尿。

（六）煎服法

每日一剂，水煎两次，共 300 毫升，分早、晚两次服。

（七）结语

于志强教授认为，良性前列腺增生证为本虚标实之证，本虚者，肾气不足是也，标实者，气滞、痰凝、湿热、血瘀、寒凝是也。其病位在肾与膀胱，与肝、脾、肺等脏腑密切相关。男子进入"七八"之年后，肾气渐衰，开阖不利，正如明代张景岳云："肾主二阴而司开阖，故大小便不禁者，其责在肾。"另外肝气不舒，气化不利，血行不畅，精微输布失常，败血、槁精、瘀血阻于下焦，凝滞精室膀胱，进而形成增生肿块；加之患者多嗜食醇酒辛辣，酿生湿热，蕴结膀胱，湿瘀互结，久之而发为瘕积。

良性前列腺增生历代医家多以其临床症状表现，将其归属于中医"癃闭"之范畴。有关记载最早可追溯至《黄帝内经》，《黄帝内经·灵枢·本输》："三焦者……实则闭癃，虚则遗溺，遗溺则补之，闭癃则泻之。"《黄帝内经·素问》"膀胱不利为癃……膀胱病，小便闭"指出膀胱气化功能异常可导致小便不利，且首次提出癃闭的病位是膀胱。《丹溪心法·小便不通》中认为"小便不通，有气虚、血虚、有痰、风闭、实热"并根据辨证论治开创性的应用探吐法治疗小便不利，《景岳全书·癃闭》曰："凡癃闭之证，其因有四，最当辨其虚实……或以败精，或以槁血，阻塞水道而不通也……病因有余，用法以通之，是皆癃闭之轻证也。”其中明确提出败精、槁血等实邪郁阻尿道发生。

于教授根据其解剖结构及生理特点提出，前列腺增生是由于后尿道黏膜下的中叶或倒叶的腺体结缔组织及平滑肌组织逐渐增生，而形成多发性球状结节，而导致其排尿困难等诸多症状，以此而言，此病又可归属于中医“瘕积”之范畴，《医林改错》曰：“结块者，必有形之血也”，强调瘀血内生是本病发生的重要环节，瘀血易蓄积下焦，从解剖结构看，精室位于下焦，故瘀血也是最重要的病因及病理产物，其贯穿本病发生发展全程，正如张景岳所言“或以败精，或以槁血，阻塞水道而不通也”；又久病入络，正如《临证指南医案》中所述“初为气结在经，久则血伤入络”，从而导致本病具备了病程日久，缠绵难愈的发病特点，故而在治疗整个过程中软坚散结、散瘀消积之法必不可少。

于志强教授十分重视经络辨证，根据《黄帝内经》“肝足厥阴之脉……入毛中，环阴器，抵小腹”之记述，认为前列腺从部位上看处于肝经循行之处，《黄帝内经・灵枢・经筋》云：足厥阴之筋“上循阴股，结于阴器，络诸筋”。由此可见前列腺与足厥阴肝经密切相关。于教授认为肝主疏泄，畅达人体一身之气，为“一身之枢”，能够推动气血津液在全身运行，是升降出入之枢纽。《黄帝内经・灵枢・经脉》载：“肝足厥阴之脉……是主肝所生病者……遗溺，闭癃。”《临证指南医案》曰：“少腹绕前阴如刺，小水点滴难通，环阴之脉络皆痹，气化机关已息。”这些论述强调了肝对小便的调节功能，具体而言，由于情志不适或恼怒伤肝，肝失疏泄条达之性，气机逆乱，精血津液的运行输布失调，聚而成疾，成湿，成瘀，成败精，聚结在下焦肝经部位（前列腺）久而成积，阻塞尿道，压迫不通，水道不通而成本病。正如于教授临床推崇的“气机升降”学说，认为“百病生于郁”，主张内生杂病以开郁为先务，具体言之，即以疏木调经为主，兼以软坚散结活血消积为法。自拟“前列腺消癥方”为基础方随证加减，配合针灸治疗《黄帝内经・灵枢・刺节真邪》言“用针之类，在于调气……坚紧者，破而散之……”《黄帝内经・灵枢・始终》也提到“凡刺之道，气调而止”。针刺疗法可通过调和气血、疏通经络而达到治疗疾病的目的对于治疗临床所见良性前列腺增生所致诸症颇有奇效。同时于教授特别强调在辨证过程中重视辨证论治，故着眼于良性前列腺增生瘀滞的局部症状同时，根据患者不同临床表现灵活化裁，多证合参，多法并用，从而达到病愈效果。

三、血精方Ⅰ号

（一）方药组成

柴胡 10 克	炒栀子 10 克	龙胆草 10 克	泽泻 30 克
生地 10 克	藕节 30 克	茜草 10 克	苍术 10 克
黄柏 6 克	牛膝 15 克	生薏苡仁 30 克	地肤子 15 克
车前子 30 克	生甘草 10 克		

（二）功效

清热利湿，凉血止血。

（三）适应证

适用于血精证。证见精中带血，血色较多，伴阴裹潮湿，急躁易怒，口苦便干，舌质红，舌苔黄腻，脉象滑。

（四）方解

血精方Ⅰ号，由龙胆泻肝汤合四妙丸加减化裁而成。主要针对肝郁化火夹湿，或久食肥甘，长期饮酒，湿热内生，湿热下注，扰动精室，灼伤血络而致的血精证而设，临床上主要以精液呈血色或无色（镜下可见精中带血），伴阴囊潮湿，急躁易怒，口苦便干，舌质红，舌苔黄腻，脉象滑为辨证要点。方中柴胡疏肝解郁，调肝之性，《本草正义》载其："振举其清阳，则大气斡旋，而积滞自化"，既往医案整理表明柴胡汤类方疏肝理气、调达枢机，在治疗男科疾病中效果明显，达到"火郁能散，气滞能通"的作用。栀子清热利湿，着重清肝经郁火，泻火凉血，炒黑以增其止血之功，《得配本草》有言"山栀，泻肝家之火……盖肝喜散，遏之则劲，宜用栀子以清其气，气清火亦清"。龙胆草入肝、胆经，清热燥湿，泻肝胆火，《药品化义》谓其"专泻肝胆之火……善清下焦湿热，若囊痈、便毒、下疳，男子阳挺肿胀，或光亮出脓，或茎中痒痛……以此入龙胆泻肝汤治之，皆苦寒胜热之力也"。现代药理研究发现，龙胆苦苷对炎症早期渗出有抑制作用。泽泻淡渗利湿，泻下焦热，《本草汇言》谓之"利水之主药"，《药品化义》云其"除湿热，通淋沥，分消痞满，透三焦蓄热停水，此为利水第一良品"。此三者共清肝胆湿热，辅助君药泻火除湿。生地、藕节、茜草三药，凉血活血止血。生地凉血止血，清热生津，《雷公炮制药性解》提其"总是凉血之剂""除肝木之血热……入四经以清诸热"。藕节凉血养血，化瘀止血，《本草汇言》曰"藕节，消瘀血，止血妄行之药也"。茜草归肝经，善走血分，凉血止血，《本草经疏》云"茜草，行血凉血之要药也……苦寒能下泄热气，故止内崩及下血"。

再合四妙丸，黄柏、苍术、牛膝、薏苡仁，清热利湿，治疗下焦湿热。黄柏清热燥湿，泻火解毒，善清下焦湿热，《重庆堂随笔》谓"盖下焦多湿，始因阴虚火盛而湿渐化热，继则湿热阻夫气化，反耗精液，遂成不坚之病，皆黄檗之专司也"。苍术燥湿健脾，《玉楸药解》有言"燥土利水，泄饮消痰，行瘀，开郁，去漏"。牛膝活血通络，补益肝肾，引火下行，《药品化义》谓之"味甘能补，带涩能敛，兼苦直下，用之入肾。盖肾主闭藏，涩精敛血，引诸药下行"。《黄帝内经》中有"诸湿肿满，皆属于脾"，故祛湿常见于健脾。生薏苡仁清热利水，《本单经疏》论其"性燥能除湿，味甘能入脾补脾，兼淡能渗泄……湿邪去则脾胃安，脾胃安则中焦治"。

此外，地肤子凉下焦湿热，利尿通淋，《本草求原》言"地肤子，清利膀胱邪热，补膀胱阴血，热去则小便利，中焦之阴气自受益"。现代研究发现，地肤子甲醇提取物可显著抑制肿瘤坏死因子 α、前列腺素 E2 等炎性介质释放，地肤子乙醇提取物可抑制组胺、5-羟色胺等炎症介质产生，表明其有较好抗炎作用。车前子，利尿通淋，渗湿止泻，《雷公炮制药性解》谓其"主淋沥癃闭，阴茎肿痛，湿疮，泄泻，赤白带浊，血闭难产"，《药品化义》言其"治尿管涩痛，遗精溺血，癃闭淋沥，下疳便毒，女人阴癃作痛、或发肿痒，凡此俱属肝热，导热下行，则浊自清矣"。甘草补脾益气，清热解毒，调和诸药，《药品化义》谓之"生用凉而泻火，主散表邪，消痈肿，利咽痛，解百药毒，除胃积热，去尿管痛，此甘凉除热之力也。"诸药清肝胆湿热，止血妄行，共奏清热利湿，凉血止血之功。

（五）临床加减

1.若伴射精涩痛者，酌加石韦 15 克，桃仁 10 克，通淋活血止痛。

2.若见血色较多者，酌加侧柏炭 10 克，凉血止血。

3.若伴有小腹拘急者，酌加川楝子 10 克，白芍 18 克，以疏肝理气，缓急止痛。

（六）煎服法

每日一剂，水煎两次，共300毫升，分早、晚两次服。

（七）结语

血精为男科常见临床病证之一，西医中常见于精囊炎，病因一般包括感染和炎症，如前列腺炎、精囊良性病变、肿瘤、结核等，隶属于中医学“血精”“赤浊”等范畴。血精最早见于隋代《诸病源候论·虚劳精血出候》，其中曰：“此劳伤肾气故也。肾藏精，精者，血之所成也，虚劳则生七伤六极，气血俱损，肾家偏虚，不能藏精，故精血俱出也”。巢元方提及该病是因肾气亏虚所致。明代张景岳在《景岳全书·血证》中述：“精道之血，必自精宫血海而出于命门……凡劳伤五脏，或五志之火，致令冲任动血者，多从精道而出”“血从精道出者……多因房劳，以致阴虚火动，营血妄行而然”，其认为除劳伤外，五志之火和阴虚之火亦可动血，使血从精道而出，此处除劳伤、房劳外尤为强调火邪的致病因素。明代李梴《医学入门》中述“火盛精中多红丝”，亦强调了火邪的病因。血精的发生多与久食肥甘厚味、嗜酒、久居湿热环境有关，湿热下注，热扰精室，灼伤血络，或性交不节，肾虚精亏，阴虚火旺。明代皇甫中《明医指掌》指出：“好色之徒，勤于御女，精出有限而欲无穷，血为火迫，不及化精，故其色赤，从乎血也”。临床以湿热下注证型多见。

于志强教授认为血精证，病位在于肝肾，其实者责之于肝，以血精方Ⅰ号治之，其虚者责之于肾，以血精方Ⅱ号（知柏地黄丸加减化裁）治之。《黄帝内经·灵枢·经脉》曰：“肝足厥阴之脉，起于大指丛毛之际……循股阴入毛中，过阴器，抵小腹”，表明前阴之处为肝经循行，故受其主；从精、气、血、津液而言，血精证主要涉及精与血两种精微物质，精乃先天之精与后天之精合而生成，其贮藏于肾，疏泄于肝，血由营气、津液及肾精为生化之源，其赖精而生，依气而行，藏归于肝。精、血二者相互资生转化，即为精血同源，因而血精的发生与精的疏泄、贮藏、转化及血的运行、转化异常密切相关，而精、血在正常完成上述生理功能时离不开肝、肾两脏的协调作用，故亦有“肝肾同源”之说。

于教授取法先贤，认为病之所生，无论外感内伤皆与“郁滞”有关。《四圣心源》曰：“凡病之起，无不因木气抑郁不生是以病也。”《景岳全书·郁证》亦云：“凡五气之郁，则诸病皆有，此因病而郁也。”故于教授提出“诸般郁滞，以气郁为先，而后有水液之郁，久之则生血络之郁，郁滞由无形而生有形；而诸般有形之郁滞，又阻滞气机之通道，加重气机之凝滞，则气郁更甚”的“郁滞论”。注重气机升降调节，主张“内伤杂病以开郁为先务、从肝论治”。气郁为“无形之郁”，以无形化有形，而“有形之郁”以痰郁、湿郁、血郁等为主。于血精而言，其实证多由湿热之邪郁滞所致。患者久居湿热环境，或长期饮酒、进食肥甘厚味，湿热郁滞，肝经不疏，气郁不畅，无形之郁化为有形之郁，有形之郁又加重气机凝滞。“气有余便是火”，湿热下扰精室，迫血妄行，日久演变为有形之血郁。故在调气时加以调血，治以疏肝通络，清利湿热，凉血止血，以除湿热之郁，调达肝升之性，恢复气机正常升降平衡，止血通络防血郁形成。因此，从肝肾两脏论治，着重调达气机，疏有余之气，清已化之火，止妄行之血，奏防病治病之功。

四、九子益仁汤

（一）方药组成

沙苑子 10 克	菟丝子 10 克	五味子 10 克	车前子 30 克（包煎）
枸杞子 10 克	覆盆子 10 克	金樱子 10 克	女贞子 10 克
韭菜子 10 克	益智仁 10 克		

（二）功效

补肾填精，壮阳止遗。

（三）适应症

临床证见男子不育症，阳痿早泄，遗精滑精，腰膝酸软，畏寒肢冷，小便频数，尿后余沥，舌淡红，苔白，脉沉细弱。

（四）方解

本方主要针对肾精亏虚，肾阳不足所致的阳痿不育，遗精早泄而设，临床上以男子不育症，遗精早泄，腰膝酸软，畏寒肢冷，舌淡红，脉沉细弱为辨证要点。此方由五子衍宗丸加减化裁而成，方中菟丝子、枸杞子为君。菟丝子，味辛、甘，性平，归肝、肾、脾经，辛以润燥，甘以补虚，《本草经集注》载其："强阴，坚筋骨，主茎中寒，精自出，溺有余沥"，益肾固精，阴阳并补以偏阳，精气固，藏而不泄，蓄而有发，令人有子。枸杞子甘、平，归肝、肾经，滋补肝肾，益精明目。《药性论》有载："补益精，诸不足"，枸杞子尤以补肾精为著。《药鉴》载枸杞，"滋阴，不致阴衰；兴阳，常使阳举"，补肝经之阴，益肾阳之水，阴阳并补以偏阴。同时现代药理学研究表明，枸杞中的多糖可促进精原干细胞的增殖，显著增加精原干细胞数量，亦可通过调控神经内分泌系统和补充一些生精元素，改善精子活力。二药共为君药，阳生则阴有以化，阴化则阳有以生，阴阳互根互用，生化无穷。

精为有形之体，具有易失而难补的特点，肾精亏损日久，肾气不固，多兼精液量多清冷、遗精滑精等症，使得虚者愈虚，故以五味子、覆盆子、金樱子等收涩之品为臣。五味子，味酸、甘，归肺、心、肾经。酸能收敛，甘能补虚，《医宗金鉴》中论述补肾之法时有云："然肾虚不补其母，不导其上源，亦无以固封蛰藏之用"，故用五味子上敛肺气，补肺生津，下滋肾水，强阴涩精。培补上焦，如在天布雨，补金生水，使下元得养而源泉不竭。覆盆子温肾固精，《神农本草经》提到："蓬，味酸平，主安五脏，益精气，长阴令坚，强志倍力，令人有子"。金樱子酸、涩，涩精气，止遗泄。三药共为臣，与君相配，补涩兼施，以固未定之阴。

佐以韭菜子、女贞子、沙苑子、益智仁。韭菜子辛、甘，归肝、肾经。治以补肝肾，暖腰膝，助阳固精。《玉楸药解》中提到："韭子温补肾肝，治宗筋下痿，精液常流"，同时现代药理学研究表明，韭菜子中含丰富的铁、镁、锌元素，可提高精子活力，增加精子数目。女贞子，入肝、肾经，滋补肝肾，明目乌发；沙苑子，入肝、肾经，益肾固精，养肝明目。肝肾精血同源，肾精亏则肝血生化不足，目受血而能视，故肾精亏易出现目暗昏花等证。女贞子、沙苑子与枸杞子相合，可治疗因肝肾精血亏虚所致的目暗不明等目疾，未病先防。益智仁，辛、温，归脾、肾经。《本草拾遗》载其"治遗精虚漏，小便余沥"，温肾固精，温脾止泻，先后天之本互资互助，脾肾并补。四药相合，补肾之时兼顾养肝益脾，使肾精之虚损得他藏化育而易复。车前子通利水道，叶天士曰："非通无以导涩，非涩无以固精"，水道开则精道闭，久闭则精足，精足而有子，《本草经集注》载其曰："强阴，益精，令人有子"。且车前子性寒，利热通淋，用为佐使，补泄兼施，诸药相合，补而不滞。全方阴中求阳，补肾填精，辅以收涩，补泄兼施，壮阳止遗，以子求子，是治疗男子不育证之良方。

（五）临床加减

1.若见阳痿明显者，佐加淫羊藿10克、巴戟天10克以增补肾壮阳之功效。

2.若见肾精亏虚明显者，佐加紫河车15克、鹿角胶15克（烊化）等血肉有情之品以增补肾填精之功效。

3.若见夜尿频多者，佐加桑螵蛸15克以补肾缩便。

4.若见腰膝酸软明显者，佐加炒杜仲15克、胡桃肉15克以增壮腰补肾之功。

5.若见大便溏泄或五更泻者，佐加补骨脂10克、炒白术15克以增补肾健脾止泻之功。

（六）煎服法

每日一剂，水煎两次，共300毫升，分早、晚两次服。

（七）结语

男子不育证是现代多发病，常见病。少精、弱精是导致男子不育的重要因素。临床表现为精液参数异常，多由于精索静脉曲张、免疫性因素、感染因素、内分泌因素、性功能障碍等多种病因造成，病机较为复杂。目前西医治疗男性不育证主要包括治疗原发疾病，使用改善精液药物以及辅助生殖技术等，但治疗效果有限，不能从根本上解决男性不育证的问题。而现代研究实验发现，子类中药含有多种活性成分，可通过直接调节生殖内分泌系统和调节机体整体来治疗不育证。且中医理论认为，精液异常、精子少弱的男性不育，往往是肾精不足所致，应采取补肾益精的方法。故临证时可将子类中药与现代医学治疗相配合，提高疗效。

男性不育证隶属于中医"虚劳""无子""阳痿"的范畴，最早可追溯到《黄帝内经》中"精少"的记载。《上古天真论》中提到："八八，天癸竭，精少，肾脏衰，形体皆极，则齿发去"，《黄帝内经•素问•痿论》载其："宗筋弛纵，发为筋痿"，记载了不育的病机及临证表现。《金匮要略》中张仲景将不育归为虚劳，认为男子不育与精气清冷、失精有关，"男子脉弱而涩，为无子，精气清冷""夫失精家，少腹弦急，阴头寒，目眩，发落，脉极虚芤迟，为清谷亡血失精，桂枝加龙骨牡蛎汤主之"，提及有关"失精""无子"的概念，阐明症状、病机及证治之法。《悬解录》首次提出五子守仙汤，是五子衍宗丸之雏形，取象比类，故得其名，后者被誉为"古今种子第一方"。

不育证多因先天禀赋不足，后天失养，气血两亏，肾精化源匮乏或房劳太过所致，病位在肾，与肝脾密切相关。肾为水火之脏，主水，而纳命门之火，内寄元阴元阳。于志强教授认为不育证的发生发展，或因阴精亏虚，无以生化阳气，阴损及阳。或因阳气亏虚，无以化生阴精，阳损及阴，最终导致肾阴阳俱损，而非单纯阴虚或阳虚，故治疗时应阴阳兼顾。张介宾在《类经•疾病类》记载，"善补阳者，必于阴中求阳，阳得阴助而生化无穷。善补阴者，必于阳中求阴，则阴得阳升，而泉源不竭"。对于本证偏于肾阳虚之男子不育证，在助阳时参以滋阴填精之药，如枸杞子、女贞子以阴中求阳，是谓"孤阴不生，独阳不长”。于教授临证善用子类药组方，取其味厚质润，既能滋补阴血，又可补肾填精。且未用熟地、肉桂等滋腻碍脾或燥烈竭阴之物，滋阴而不碍阳，助阳而不伤阴，阴阳互资互助以化源无穷。

于教授临证时善于取象比类，自然界中种子之所以能开花结果以再得繁育，需要肥沃土壤提供充足的营养；在人体中，生殖之精之所以能生殖繁育，需要肾及五脏六腑的充盈滋养。对于肾虚不育之无子证，治疗可取象比类，九子益仁汤所含有的药材均为自然界植物的种仁，将自然界的“子”与人体之“子”相关联，“以子求子”，同气相求，蕴含着生生之气。体现了人与自然相统一的整体观念，这与中医“天人合一”理念相合。

（高嘉蕾　杨帆　刘小琪　徐逸凡）

第八章　内分泌及代谢紊乱疾病

一、消渴煎Ⅱ号

（一）方药组成

柴胡 6 克	栀子 10 克	黄连 10 克	蚕砂 10 克
苍术 10 克	茵陈 15 克	枳壳 10 克	砂仁 6 克
荷叶 10 克	葛根 15 克		

（二）功效

疏肝清热，燥湿醒脾。

（三）适应证

糖尿病，临床证见形体肥胖，口渴口黏，口苦易怒，头身沉重，胸闷纳呆，舌红苔黄腻，脉象弦滑。

（四）方解

消渴煎Ⅱ号主要是针对肝失疏泄条达，郁久化火，乘脾（胃）土，湿热内生而致的消渴病（糖尿病）而设，临床上主要以形体肥胖，口渴口黏，口苦易怒，头身沉重，胸闷纳呆，舌红苔黄腻，脉象弦滑为其辨证要点。

方中柴胡味苦、性平，归肝经，疏肝泻热、升举阳气，可引药入肝经，宣达郁滞之气机，《雷公炮制药性解》载柴胡“疏通肝木，推陈致新”。枳壳理气导滞，《珍珠囊补遗药性赋》载枳壳“泄腹中滞塞之气……宽中下气”，二者一散一降，解木郁之围、土壅之困。黄连味苦、性寒，苦以燥湿化痰厚肠胃，寒以清热泻火解肝郁，《名医别录》云黄连“主治五脏冷热，止消渴，除水，调胃，厚肠”。蚕砂味辛甘、性温，燥湿祛风、和胃化浊，《本草纲目》载蚕砂“治消渴……去风除湿”，二药合用，一寒一温，一降一散，泻热而不致苦寒太过而伤胃，除湿而不致辛温太盛而伤阴。现代研究表明，黄连中有效成分小檗碱能保护胰腺 B 细胞，促进胰岛素释放，调控糖脂代谢；蚕砂提取物 1-脱氧野尻霉素可通过抑制寡糖分解，阻止小肠对淀粉物质的吸收，发挥降糖功效。栀子味苦、性寒，清热利湿、泻火除烦，《本草思辨录》云：“至治肝则古方不可胜举，总不离乎解郁火。凡肝郁则火生，胆火外扬，肝火内伏，栀子解郁火，故不治胆而治肝。”《本草纲目》言栀子“解消渴、通小便、利五淋”，研究表明其活性成分栀子苷可通过拟胆囊收缩素作用、保护胰岛 β 细胞与激活胰高血糖素样肽 1（GLP-1）受体信号通路发挥降糖作用。茵陈味苦，辛，微寒，归脾、胃、肝胆经，《本草经疏》言茵陈“皆湿热在阳明、太阴所生病也。苦寒能燥湿除热，湿热去，则诸证自退矣。除湿散热结之要药也。”荷叶味苦、性平，清热燥湿、升发清阳，《药性解》言荷叶“主雷头风，破血止渴”。研究表明荷叶主要成分荷叶总黄酮通过增加胰岛素敏感性、调节脂肪代谢来降低糖尿病模型大鼠血糖水平。苍术味辛苦、性温，芳香醒脾、燥湿益气，《本草从新》载苍术“补脾燥湿，苦温辛烈……能升发胃中阳气，逐痰水，及脾湿下流”，苍术燥湿平胃，燥散有余，升阳散邪，集散补于一身，燥湿而不伤阴，使湿去则脾自健，脾健则湿自化。六者合用，清肝泄热、燥湿醒脾，共解土壅湿热之困。葛根味甘、性平，生津止渴、升举脾阳、鼓舞胃气，为佐使药。《神农本草经》言葛根“主消渴”，其性寒、主升，善走窜疏通，透达肌表，可清脏腑郁热，一方面，与黄连相合，可加强黄连清热之效，清透表里内外消热邪，防止黄连苦寒凝滞，另一方面，与柴胡相伍，可鼓舞脾胃清阳之气上升，助津布散、生津止渴，增强健脾升清之功。诸药合用，共奏清热燥湿、疏肝醒脾之效，为治疗肝郁土壅、湿热内生型消渴病之良方。

（五）临床加减

1.若兼见腹胀便溏者，酌加炒白术 10 克、厚朴 10 克，以健脾理气除胀。

2.若兼见胸闷胸疼，舌暗瘀血者，酌加丹参 30 克、檀香 6 克、砂仁 6 克，以活血理气行瘀。

3.若兼见湿热瘀血积于胁下（脂肪肝）者，酌加制鳖甲 30 克、三棱 10 克、莪术 10 克、茵陈 15 克以清热化湿活血消癥软坚散结。

4.若兼见双下肢水肿者，酌加泽泻 30 克、冬瓜皮 30 克、车前子 30 克以利水消肿。

5.若兼见血脂增高（湿热内蕴）者，酌加决明子 30 克、荷叶 10 克以清热燥湿降脂。

（六）煎服法

每日一剂，水煎两次，共 300 毫升，分早、晚两次服。

（七）结语

糖尿病是我国常见的慢性代谢性疾病，以血糖增高为主要特点，以多饮、多食、多尿、消瘦为典型临床表现，即“三多一少”症状。现代医学认为该病是由多种因素包括家族遗传、生活方式不当、免疫功能紊乱、微生物感染等作用于机体，引起机体胰岛功能下降，出现胰岛素抵抗，从而导致三大营养物质与水、电解质代谢紊乱。本病的危害之处在于可引起多种并发症，造成心、脑、肾、血管及眼底病变，危害生命。现代医学主要应用口服降糖药和注射胰岛，其降糖效果好，但会引起不同程度的低血糖及胃肠道反应，具有一定局限性。中医学治疗糖尿病具有作用持久、不易反弹等优势，临床效果明显。

糖尿属中医“消渴”范畴，又名“消瘅”“消中”“膈消”等。“消渴”一词首见于《黄帝内经·素问·奇病论》，载“此肥美之所发也，此人必数食甘美而多肥也，肥者令人内热，甘者令人中满，故其气上溢，转为消渴”。传统的观点认为本病与肺、胃、肾关系密切，其发病机理为阴虚燥热，阴虚为本，燥热为标，并根据本病三多症状的孰轻孰重分为上、中、下三消，主张上消治肺，中消治胃，下消治肾，从肺、胃、肾三消论治。如《医学心悟·三消》所言“治上消者，宜润其肺，兼清其胃；治中消者，宜清其胃，兼滋其肾；治下消者，宜滋其肾，兼补其肺。”

于教授通过长期的临床实践发现，许多糖尿病的早期患者及 2 型糖尿病患者的临床表现无典型的三多一少症状。而追溯其病史，多数患者有情志内伤的病史，因此，于志强教授遵经立旨，在结合临床的基础上，提倡辨病与辨证相结合、宏观与微观相结合，提出糖尿病“从肝论治”新思路，用之于临床，疗效显著。于教授认为随着现代社会工作生活节奏加快，情志失调者甚多，郁而为病。郁者郁结之意，气先为病，肝之受及者居于其首。生理状态下，肝主疏泄，分泌胆汁，助脾运化，肝主疏泄是脾保持正常消化吸收功能的重要条件；脾主升清，又必赖肝木之气的升发，所以脾得肝之疏泄，则升降协调，运化功能健旺。正如《医碥》载“木能疏土而脾滞以行”。病理状态下，肝木郁而不达，影响脾土运化，木郁土壅，横克脾土，脾失健运，水湿不化，湿热内生。与此同时，水谷精微失于运化布散，壅阻血络，酿生糖浊。其中，郁怒伤肝是消渴病发生的重要因素，其病机关键应责之于肝。正如清代医家黄元御在《四圣心源·消渴》中所云“消渴者，足厥阴之病也……”《素灵微蕴·消渴解》亦云“消渴之病，则独责肝木，而不肺金”。现代研究表明急躁易怒等情绪可促进肠道对糖的吸收，抑制肌肉对糖的摄取，易使血糖增高，加重病情。因此，于教授根据消渴之病责之于肝的理论，以《黄帝内经·素问·藏气法时论》所载“肝欲散，急食辛以散之，以辛补之，以酸泻之”为明训，匠心创立了从肝论治糖尿病的理论。

二、甲亢煎

（一）方药组成

柴胡 9 克	白芍 10 克	乌梅 10 克	木瓜 10 克
桑叶 10 克	钩藤 30 克（后下）	玉竹 15 克	麦冬 15 克
炒白术 15 克	茯苓 15 克	炙甘草 9 克	

（二）功效

酸泻肝木，培土荣木，强金治木。

（三）适用范围

甲状腺功能亢进症。临床证见颈部增粗（甲状腺肿大），双手震颤，眼球突出，心悸怔忡，心烦易怒，体重减轻，大便溏泄，周身乏力，恶热汗出，舌红苔薄黄，脉象弦细或数。

（四）方解

甲亢煎是治疗甲状腺功能亢进症的专病专方，临床上主要以颈部增粗（甲状腺肿大），突眼，双手震颤，恶热多汗，心悸易怒，多食消瘦为其辨证要点。本方以柴胡为君，疏肝理气，《药品化义》有言：“柴胡，性轻清，主升散，味微苦，主疏肝……凡三焦胆热，或偏头风，或耳内生疮，或潮热胆痹，或两胁刺痛，用柴胡清肝散以疏肝胆之气，诸症悉愈”。臣以白芍、乌梅、木瓜酸泻肝木：白芍味苦、酸，性凉，入肝、脾经，有养血柔肝、缓中止痛、敛阴收汗之功。《滇南本草》谓其“收肝气逆疼，调养心肝脾经血，舒经肝气，止肝气疼痛”。成无已曰：“芍药之酸收，敛津液而益荣……酸，收也，泄也；芍药之酸，收阴气而泄邪气。”；乌梅，味酸、涩，性平，归肝、脾、肺、大肠经，具敛肺、涩肠、生津之效。《本草求真》载：“乌梅，酸涩而温，似有类于木瓜。”《本草经疏》云：“梅实，即今之乌梅也，最酸……肝主筋，酸入肝而养筋。”；木瓜，味酸、涩，性温，归肝、脾经，功专平肝舒筋、和胃化湿，《本草纲目》载其“理脾而伐肝也，土病则金衰而木盛，故用酸温以收脾胃之耗散，而借其走筋以平肝邪，乃土中泻木以助金也”。佐以钩藤、桑叶平肝熄风，对治疗双手震颤疗效上佳。《本草纲目》明确指出：“钩藤，手、足厥阴药也。足厥阴主风，手厥阴主火，惊痫眩晕，皆肝风相火之病，钩藤通心包于肝木，风静火熄，则诸症自除。”桑叶《本草分经》言其“苦甘而凉，滋燥凉血，止血去风，清泄少阳之气热”，《本草图经》载其“煮汤淋渫手足，去风痹殊胜”。麦冬、玉竹相协，意在强金，旨在治木，肝木得平，李东垣谓其功擅“润肺清热”，《广西中药志》载“养阴清肺润燥。治阴虚，多汗，燥咳，肺痿”。《本草汇言》载“麦门冬，清心润肺之药也”，《药品化义》云：“麦冬，润肺，清肺，盖肺苦气上逆，润之清之，肺气得保。”并指出麦冬“同黄芩，扶金制木，治臌胀浮肿”。又合白术、茯苓健脾益气，《本草汇言》载：“白术，乃扶植脾胃，散湿除痹，消食除痞之要药也。脾虚不健，术能补之，胃虚不纳，术能助之。”《医学衷中参西录》云：“白术，性温而燥，气不香窜，味苦微甘微辛，善健脾胃……与升散药同用，又善调肝。”茯苓《药品化义》载“白茯苓……主治脾胃不和，泄泻腹胀，胸胁逆气，忧思烦满”等症。白术、茯苓为伍，培土以荣木，扶脾以调肝，体现“见肝之病，知肝传脾，当先实脾”之义。炙甘草补脾益胃，调和诸药。

全方集酸泻肝木，更融强金制木、培土荣木、滋柔肝木、清热平肝、和阳熄风诸法于一方，视证情进退，加减化裁，临床疗效显著，为治疗甲亢的有效方剂。

（五）临床加减

1.若见心悸明显者，加生龙齿 30 克，镇心定悸。

2.若见手颤明显者，加天麻 10 克，珍珠母 30 克，平肝息风。

3.若见甲状腺增大明显者，加夏枯草 15 克，三棱 10 克，莪术 10 克，软坚散结，活血化瘀。

4.若见心烦易怒明显者，加炒栀子 9 克，豆豉 9 克，清肝泻火，宣热除烦。

5.若见汗多者，加煅牡蛎 30 克，浮小麦 30 克，养心止汗。

（六）煎服法

每日一剂，水煎两次，共 300 毫升，分早、晚两次服。

（七）结语

甲状腺功能亢进症，简称“甲亢”，是由于甲状腺合成释放过多的甲状腺激素而引起的甲毒症。患病人群中，女性多于男性。西医以抗甲状腺药物（ATD）、131Ⅰ和手术治疗为主。但这三种方法，可能出现的肝功能损伤、服用效果不佳、造成甲减等问题，为临床治疗带来了一定困难。而多年的实践已经证明，中医药防治甲亢对提高患者生存质量、改善患者症状、减轻药物毒副作用极为重要，中医药在治疗甲亢方面具有独特的优势。

甲状腺功能亢进症，隶属中医“瘿病”“瘿气”范畴。《诸病源候论・瘿候》云：“瘿者，由忧恚气结所生”。《济生方・瘿瘤论治》言：“夫瘿瘤者，多由喜怒不节，忧思过度，而成斯疾焉”。《临证指南医案》载：“躁急善怒，气火结瘿”指出病因为饮食水土与情志内伤两个方面。《杂病源流犀烛・瘿瘤》说：“瘿瘤者，气血凝滞、年数深远、渐长渐大之症。何谓瘿，其皮宽，有似樱桃，故名瘿，亦名瘿气，又名影袋。”指出瘿多因气血凝滞，日久渐结而成。情志失畅扰乱脏腑气机运行，情志不畅，致肝气郁结，失于疏泄，木失调达，气机郁滞，津液疏布失常，凝而化为痰浊；或气郁日久“瘿病”而化火，煎灼津液，炼液为痰；痰气交阻，随肝气上逆，搏结于颈前而成瘿气。气滞、痰凝、血淤合而为患，是以邪聚于目，上犯肝窍则成突眼；肝郁化火则急躁易怒，面热目赤；胃火炽盛则多食易饥；火热伤阴，心神不宁则心悸怔忡，不寐自汗；热盛伤阴，水不涵木，阳亢风动，手抖肢颤；肝气犯脾，脾失健运则便溏，消瘦，倦怠乏力。

甲亢煎本为于教授之师王士相教授匠心所创，后由于教授师承，于教授认为，本病的病位在肝，其病机要点为肝郁日久，化火化风，肝木犯脾，气血津液运行失常，以致气滞、痰凝、血瘀而成“瘿病”。其临床表现常有精神抑郁、急躁易怒、胸闷胁痛、脉弦滑数等症，与现代某些肝病症状相似，而有些患者眼球突出，与肝开窍于目的理论相吻合。且颈部是肝经循行所过，《黄帝内经·灵枢》称此部位为“颃颡”，所以认为发病多与肝经有关。因此于教授承前人经验结合多年临床实践，发现甲亢的患者在临床表现上往往有肝旺（性情急躁，怕热口苦）与脾虚（乏力消瘦、大便溏泻）证同见的情况，此时在治疗上，若用栀子、夏枯草，苦寒直折肝火则伤脾；若以党参、白术甘温健脾则助火，（气有余便是火）。故于教授研读经典，遵《黄帝内经》治肝原则“肝苦急，急食甘以缓之，以酸泻之”之古训，并从清代医家王泰林《肝病论治》书中，选出白芍、乌梅、木瓜酸泻肝木为君药，并结合五行生克制化的理论，配以沙参、麦冬、玉竹强金制木，以白术、茯苓培土荣木，匠心提出“酸泻肝木法”治疗甲亢。且方中不含含碘药物，中医治疗甲亢，历来采用海藻、昆布等含碘丰富的软坚散结药，而随着现代医学的影响和渗透，现已不再主张应用。现代医学认为，甲亢是甲状腺素分泌过多所致的疾病，而碘为合成甲状腺素的物质，故含碘丰富的软坚散结药应为其戒。因此说，导师在甲亢煎的组方少用含碘的中药，治疗甲亢是有其科学道理的。全方严谨细致，丝丝相扣，为治疗甲亢的一剂良方。在临床中治疗甲亢进行加减化裁，不拘泥于本方，以本方的组方立意进行调整，取得较好疗效。

三、越鞠降脂煎

（一）方药组成

苍术 9 克	香附 6 克	炒栀子 9 克	六神曲 10 克
川芎 9 克	泽泻 30 克	决明子 15 克	荷叶 10 克
生山楂 10 克	砂仁 6 克	陈皮 10 克	

（二）功效

疏肝健脾，清热利湿，化痰降脂。

（三）适用范围

高脂血症。血脂示：即总胆固醇≥5.2mmol/L，甘油三酯≥1.7mmol/L，低密度脂蛋白胆固醇≥3.4mmol/L，非高密度脂蛋白胆固醇≥4.1mmol/L 或高密度脂蛋白胆固醇＜1.0mmol/L（符合其中的任意一项即可诊断为高脂血症）。

临床证见形体肥胖，头沉身重，口粘口苦，纳呆欲吐，或两胁肋胀痛，善太息，舌红苔黄腻，脉象弦滑或滑数。

（四）方解

越鞠降脂煎是在越鞠丸基础上加减化裁而成，主要是针对肝郁脾虚、痰湿热互结而致的高脂血症而设，临床上主要以血脂异常和形体肥胖，头沉身重，口粘口苦，纳呆欲吐，或两胁肋胀痛，善太息，舌红苔黄腻，脉象弦滑或滑数为其辨证要点。越鞠丸出自《丹溪心法》，方由苍术、香附、川芎、栀子、神曲等五味药物组成，是治疗六郁证（气、血、痰、火、湿、食）之代表方，方中香附行气解郁，以治气郁，黄宫绣谓：“香附，专属开郁散气”；川芎活血行气，为血中气药，既能治血郁，又可加强君药行气解郁之功；苍术气味芳香雄烈，可以健脾化湿，以治湿郁。朱丹溪曰：“苍术、抚芎，总解诸郁……凡郁皆在中焦，以苍术、抚芎提其气以升之”。栀子清热泻火，以治火郁；神曲消食和胃，以治食郁，以上共为臣佐药。至于痰郁，或因气滞湿聚而生，或因饮食积滞所致，或因火邪炼津而成，今五郁得解，则痰郁自消，此亦治病求本之义。方中行气、活血、化痰、除湿、清热、消食诸法并举，然重在调理气机。《医灯续焰》论治郁证亦谓“大抵以越鞠丸为主最妙，其行气解郁、清热化之效显著”。泽泻善走下焦，清热利水降脂，令邪由下焦而去，真水得养，滋水涵木，肝得真水，木得条畅。现代药理学研究发现泽泻可能通过减少肝脏胆固醇的合成及促进脂质代谢发挥调脂作用。决明子入肝经，味苦性寒，专清肝经热邪，为足厥阴肝经要药；荷叶味苦性平，清热利湿，生发阳气以助脾胃，二者相伍，使肝经邪热清，水湿利，脾胃健。山楂消食化积，行气散瘀，研究表明山楂提取物原花青素具有抗氧化活性和调脂作用，山楂籽油可调节胆固醇代谢相关肠道菌群，降低血浆胆固醇。砂仁、陈皮化湿和胃，可醒脾胃，行气滞，消胀满。诸药合用，使肝郁解，脾胃运，湿热除，痰浊消，血脂降，共奏疏肝健脾，清热利湿，化痰降脂之效，为治疗肝郁脾虚，痰湿热互结型血脂异常之良方。

（五）临床加减

1.若脂肪肝明显者，加三棱10克，莪术10克，制鳖甲15克，理气活血，软坚消积。

2.若肝郁肿痛明显者，加元胡10克，川楝子10克，疏肝理气止痛。

3.若见双下肢浮肿者，加车前子30克，冬瓜皮30克，炒白术10克，炒槟榔10克，健脾利水，理气消肿。

4.若见肝功能异常者，酌加鸡骨草15克，垂盆草15克，清热解毒，恢复肝功。

（六）煎服法

每日一剂，水煎两次，共300毫升，分早、晚两次服。

（七）结语

高脂血症是因多种原因导致脂代谢紊乱的一种病理状态，临床表现为血清胆固醇、甘油三酯、低密度脂蛋白胆固醇升高及血清高密度脂蛋白胆固醇降低。随着社会进步及国人生活水平提高，高脂血症的发病率逐年上升，成为冠状动脉粥样硬化性心脏病、高血压病、脑梗死等多种心脑血管疾患的独立危险因素。目前，现代医学主要应用降脂药改善血脂水平，延缓病情进展，然而其短期疗效不理想，且有些药物具明显毒副作用，给临床应用带来一定局限。中医药具有多靶点、多环节、多途径的特点，在调节脂质代谢、改善预后方面具有明显的疗效和优势，是治疗高脂血症的重要手段。

中国古代文献不曾提及“高脂血症”一词，结合其临床证候，”于教授认为血脂类似古之“膏”“脂”，高脂血症属“脂浊”“痰饮”“痰瘀”气血津液病范畴。《黄帝内经•灵枢•五癃津液别篇》“五谷之津液和合而为膏者，内渗入于骨空，补益脑髓而下流于阴。阴阳不和使，则液溢而下流于阴，髓液皆减而下，下过度则虚，虚故骨脊痛而胻痠”。《罗氏会约医镜》云：“人禀阴阳二气以生，有清有浊。阳之清者为元气。阳之浊者为火；阴之清者为津液，阴之浊者即为痰”。张志聪补注《黄帝内经》“中焦之气，蒸津化液，其精微……溢于外则皮肉膏肥，余于内则膏脂丰满”。于教授认为此“膏脂”为津液中稠厚精微，属阴而易凝，可生精化血，可藏可泄，依随中焦脾胃运化五谷，游溢精气津液，洒陈于五脏六腑，充养血脉，濡养生身。高脂血症乃气机失调，脾失健运，清浊不分，津液不布，阴液凝而化为脂浊痰饮，“膏脂”凝结于血脉所致。气机壅滞，津液疏泄失调，久聚则复生痰瘀，化为积聚，发于脏腑，凑理，肌肉四肢，骨节。总之，其病在血脉，主要涉及肝脾，气郁为先，诸郁丛生。病机为气机失调，肝脾失调，气郁先导，致气血津液疏布失调，病久渐生有形之郁滞，痰饮、湿浊、邪热壅遏交结，浸淫血脉，郁滞致病。

于志强教授承先贤古法，提出“郁滞论”，认为百病皆因郁滞而生，高脂血症为血脉郁滞致病。此病之初乃无形之气郁，后而有形之痰湿脂浊渐生，前后相因为病。诸郁之中，以气郁为先导及核心。《医碥》载“丹溪分六郁……大要以理气为主，盖气滞则血亦滞，而饮食不行，痰湿停积，郁而成火，气行则数者皆行，故所重在气，不易之理也。”此即言气郁始生，渐生痰浊、水湿、邪热，故于教授临证每以“开郁调气先，以宣通郁滞。”《圣济总录・痰饮统论》言“三焦者，水谷之道路，气之所始终也。三焦调通，气脉平匀，则能宣通水液，行人于经，化而为血，灌溉周身。若三焦气塞，脉道壅闭，则水积为饮，不得宣行，聚成痰饮。”唐容川《血证论》云：“木之性主于疏泄，食气入胃，全赖肝木疏泄之气水谷乃化”。故肝气疏泄如常，一身之气调达，三焦调畅，枢机得利，水谷入于血脉之精微疏散周身血脉，气血津液相调，血脉和利，则膏脂不生。

高脂血症起病较缓，病程较长，多发于老壮之人，病久则易并发中风、胸痹、消渴、肝积之类。于教授强调病之初多无形，症见不著，或无痛痒不舒，谨查其变，调其阴阳，正如《黄帝内经・素问・四气调神大论》云：“是故圣人不治已病治未病，不治已乱治未乱”，嘱病未成，宜法阴阳，和数术，适寒暑，调起居，节饮食，畅情志；病已成，宜治病求本和阴阳；病之中，宜兼顾扶正，谨防其变。

四、清肝降脂煎

（一）方药组成

柴胡 10 克	茵陈 15 克	虎杖 15 克	鸡骨草 20 克
三棱 10 克	莪术 30 克	鳖甲 30 克（先煎）	决明子 20 克
川楝子 10 克	泽泻 30 克	炒白术 10 克	炙甘草 10 克

（二）功效

清热利湿，清肝活血，软坚化积。

（三）适用范围

超声示：脂肪肝。

临床证见形体肥胖，口黏纳呆，右胁下不适或疼痛，或恶心欲呕，或头晕目眩，面垢或面色晦暗，舌质暗红，或有瘀点瘀斑，舌苔黄腻，脉象弦滑。

（四）方解

清肝降脂煎主要是针对痰热瘀血互结日久而致的脂肪肝（肥气）而设，临床上主要以腹部超声和形体肥胖，口黏纳呆，面垢或面色晦暗，舌质暗红，或有瘀点瘀斑，舌苔黄腻，脉象弦滑为其辨证要点。本方以柴胡，茵陈为君：柴胡疏肝解郁《滇南本草》有言“柴胡行肝经逆结之气，止左胁肝气疼痛。”茵陈清利湿热，《千金方》：“茵陈……治腹内积聚”，柴胡茵陈同用，一以疏肝，一以清利湿热，共奏调理肝之体用之功。臣以虎杖活血散瘀，清利湿热，鸡骨草、川楝子助君除湿热，清肝火，止痛，《本草求原》：“川楝子治……积聚，诸逆上冲。”亦有莪术，破血行气，消积止痛，《本草化义》：“莪术味辛性烈，专攻气中之血，主破积消坚，去积聚痞块，经闭血瘀，扑报疼痛。”又合三棱，活肝血散淤结，王好古曾言：“三棱通肝经积血，治疮肿坚硬。”《本草经疏》：“三棱……癥瘕积聚结块，未有不由瘀血、气结……治一切凝结停滞有形之坚积也。”三棱与莪术相须为用，三棱破血，莪术破气，肝瘀得化；亦有炙鳖甲软坚散结，消癥化积，《本草逢原》：“鳖甲……以其能伐破肝血”，《日华子本草》：“无不以……血瘕及破癥结为言也。”决明子，清肝明目，清肝热，利肝气。佐以白术运脾除湿，李东垣曾言：“白术去诸经中湿而理脾胃。”现代药理学研究明确了白术有降血糖，利尿等作用；泽泻走下焦，清热利水降脂，令邪由下焦而去，真水得养，滋水涵木，肝得真水，木得条畅，同时，现代药理学研究发现泽泻利尿效果明确，对于低蛋白血症引起的肝损害，脂肪肝患者的脂质代谢有促进效果；白术与泽泻同用，运脾化浊，肾泄邪水，脾肾同治，邪得出路；炙甘草补脾益胃，调和诸药。本方气血同治，清肝化湿为主，软坚化积为辅，升降同用，为治疗痰瘀互结型脂肪肝之良方。

（五）临床加减

1.湿热明显，兼见大便秘结者，酌加生大黄 6～10 克（后下）。

2.瘀血明显者，可加水蛭 3 克，五灵脂 10 克破血化瘀。

3.眩晕明显者，可加天麻 10 克，夏枯草 10 克以清肝泻火，平肝熄风。

4.口黏纳呆者，可加鸡内金 10 克，白蔻仁 10 克消食化积。

5.若见便溏者，酌加炒扁豆 30 克，莲子肉 30 克健脾止泻。

6.若血脂增高者，酌加荷叶 10 克，山楂 30 克清热利湿降脂。

（六）煎服法

每日一剂，水煎两次，共 300 毫升，分早、晚两次服。

（七）结语

脂肪肝是临床常见病，多发病。该病是由于肝脏本身及肝外原因引起的过量脂肪在肝内持久积聚而成。现代医学认为，脂肪肝主要由脂类摄入过多、蛋白缺乏、营养不良、毒物或药物摄入及先天遗传与代谢因素引起的过量脂肪（主要是甘油三酯、脂肪酸）在肝内堆积而成。实践证明，大多数化学合成的降血脂药物对脂肪肝短期疗效不理想，长期服用又具有肝毒性。然而，中医学对脂肪肝的认识和治疗却积累了丰富的经验，成为治疗脂肪肝的主要手段。

于志强教授在治疗脂肪肝方面有独到之处，同时教授强调临床需要将宏观与微观相结合，脂肪肝在微观层面是肝脏存在明显脂肪堆积，但在宏观方面，中医中没有“脂肪肝”之病名，却有类似脂肪肝之病证，根据其临床表现，于教授认为脂肪肝应归属于“积聚”、“肥气”之范畴。积聚最早见于《黄帝内经·灵枢·五变》：“皮肤薄而不泽，肉不坚而淖泽，如此则肠胃恶，恶则邪气留止，积聚乃作。”首次提出积聚的病因。且将积症分为伏梁，肥气，痞气，息贲，奔豚五种；《黄帝内经·灵枢·邪气藏府病形》：“肝脉……微急为肥气，在胁下，若复杯。”《难经·五十六难》：“五脏之积……肝之积，名曰肥气。”将五种积给予归纳，并根据其病机，部位，形态确立五脏之积。肥气，又名肝积，属于积聚中的五积之一。发病部位在胁下，脉象微急。《脉经》曰：“诊得肝积，脉弦而细，两胁下痛，邪走心下，足胫寒，胁痛引小腹。一身无膏泽，喜转筋，爪甲枯黑，春瘥秋剧，其色青。”于志强教授总结前人经验，认为肥气为肝之积，并提出肥气的发病机制为“肺病传肝，肝当传脾，脾不收邪，肝复欲还肺，肺不肯受，故留结为积。”这些描述都与现代医学的脂肪肝密切相关，故认为当以肝为重点，治以疏肝活血，软坚化积。积者五脏所生，既云肝之积，比通论积聚更详细，故能将肥气与脂肪肝对应。

于志强教授认为肥气的病位在肝，与脾、肾密切相关。其病机气结，痰浊，血瘀病机层层进展，肝失疏泄，经气不利，则胁肋胀痛，痰阻肝络，则情志抑郁，脉弦易怒，肝血淤滞，则胁下硬肿，痛有定处，同时，教授强调要将临床病与证相结合，对于治疗脂肪肝，治宜清肝利湿，活血软坚。于教授匠心创立的清肝降脂煎作为治疗脂肪肝的有效方剂，其机制需要进一步观察和研究。正如《黄帝内经·素问·四气调神大论》云："是故圣人不治已病治未病，不治已乱治未乱，此之谓也。夫病已成而后药之，乱已成而后治之，譬如渴而穿井，斗而铸锥，不亦晚乎。"夫病未成，则法阴阳，合数术，适寒暑，调起居，节饮食，畅情志，病已成，则治病求本，兼顾扶正，谨防其变，这与中医"治未病"理念相合。

（黄丹妮　贾轲欣　袁宏伟）

第九章　气血津液疾病

一、足肿方

（一）方药组成

炒槟榔 10 克	枳壳 15 克	茯苓 15 克	炒白术 15 克
泽泻 30 克	猪苓 10 克	地龙 10 克	牛膝 15 克
冬瓜皮 30 克	益母草 30 克	生姜 6 克	车前子 30 克（包煎）
大枣五枚			

（二）功效

健脾利水，理气消肿。

（三）适应证

治疗各种原因引起的双下肢凹陷性水肿。舌质胖大且淡，脉弱。

（四）方解

足肿方主要是针对脾气虚弱，水湿停留而引起的下肢凹陷性水肿而设。方中白术能健脾燥湿，茯苓能健脾、淡渗利湿，泽泻味咸入肾，猪苓色黑入肾以培水利水，四药能起到培土制水的作用。方中加车前子、冬瓜皮利水通淋给湿邪以出路，从而起到健脾、利湿、行水之效。于教授通过临床实践发现，对于水肿的治疗加入槟榔、枳壳两味理气的对药可取得良好的疗效，这与张景岳“凡治肿者必先治水，治水者必先治气，若气不能化，则水必不能利”的观点不谋而合，槟榔可下气行水，《本草纲目》记有槟榔皮能“降逆气，消肌肤中水气浮肿，脚气壅逆，瘴疟痞满，胎气恶阻胀闷”，枳壳能理气宽中，二药共用可调畅气机以解气郁，进而减少湿邪壅滞，同时于师根据《温病条辨》中治疗三焦疾病原则“治上焦如羽，非轻不举；治中焦如衡，非平不安；治下焦如权，非重不沉”，治疗下肢疾病选用槟榔和枳壳重在取其下气之意，可作为引经药，使治疗直达病所。益母草在《本草求真》载有“消水行血，去瘀生新”，可活血利水治疗水肿，与车前子、冬瓜皮相配伍能加强利水之效；牛膝逐瘀通经，利尿通淋，与益母草合用对于水瘀互结之水肿效果突出；地龙在《本草纲目》中记载：“性寒而下行，性寒故能解诸热疾，下行故能利小便，治足疾而通经络也。”于教授在临床上多用地龙治疗下肢疾病，在治疗下肢水肿时加用地龙可起到利水、通络的作用。于师认为对于轻型水瘀互结的水肿，只需加入益母草、牛膝等植物药材，若水肿日久，下肢明显刺痛，瘀血症状突出者，则需要加入地龙、水蛭、蜈蚣等虫类药材，增强活血化瘀的功效。诸药合用，共奏健脾理气、活血化瘀、利水消肿之效。

（五）临床加减

1.若见腹胀明显者，加厚朴 10 克，大腹皮 15 克理气消胀。

2.若见面色萎黄，大便溏泄者，加黄芪 30 克，党参 10 克，炒扁豆 30 克，益气健脾止泻。

3.若见畏寒肢冷，足膝无力者，加仙茅 10 克，仙灵脾 10 克，温肾利水。

4.若见舌质紫暗，边有瘀斑，瘀血内停者，加水蛭3克，蜈蚣1条，泽兰10克，活血通络利水。

（六）煎服法

每日一剂，水煎两次，共300毫升，分早、晚两次服。

（七）结语

下肢水肿是临床常见疾病之一，以中老年病患为主，西医认为该病可作为全身疾病的一种表现，也可无明显诱因和并发症引起单纯性下肢水肿。中医学将该病归属于水肿病，水肿分为阴水和阳水，阳水多由外邪所致，阴水则多与脾肾亏虚相关。《黄帝内经·素问·水热穴论》曰“肺者……故其本在肾，其末在肺，皆积水也”，肺为水之上源，主通调水道，肺失宣肃则水液输布失常引发水肿。《黄帝内经·素问·至真要大论》云“诸湿肿满，皆属于脾”，脾健则水液运行得健，重视脾的调护对治疗水肿具有指导意义。《黄帝内经·素问·水热穴论》载：“肾者，胃之关也，关门不利，故聚水而从其类也，上下溢于皮肤，故为浮肿。”指出肾的固摄失司和蒸腾气化不利易导致水液停聚发为水肿。诸多古籍对水肿治疗提出了治疗原则。《金匮要略·水气病脉证并治第十四》指出：“诸有水者，腰以下肿当利小便。”以治疗水肿症状为先，以通利小便为要，使湿邪从小便而出。《古今名医方论》记载：“水之所制者脾，水之所行者肾也。”脾土虚则制水无力，水液停聚则发为水肿，治疗下肢水肿重在健脾，恢复其运化水湿的功能，使脾健土旺，水有所制，则水肿易除，若涉及肾脏则需温阳利水，多选用真武汤。《丹溪心法》云：“善治痰者，不治痰而治气，气顺则一身之津液亦随气而顺矣。”因此水肿的治疗上都应注重气机的畅达。“调气”可通过疏肝、行气、宣肺等多种形式实现。《血证论》中言“病血者未尝不病水，病水者亦未尝不病血也”，提出了“水”与“瘀”之间相互影响的关系。瘀血贯穿水肿整个病程中，病久者瘀血表现更为明显，遂在利水的同时加入活血化瘀疗法，可减少“血不利则为水”的发生。

于志强教授从经典理论出发，认为水肿多与肺脾肾三脏相关，但腰以下肿以阴水为主，多责之于脾肾，同时也不可忽视肝在水液代谢中的作用，主张“内伤杂病从肝论治”“以调肝为主，开郁为先务”。根据于志强教授“郁滞论”理论，水液的郁滞多以气郁为基础，在诸般郁滞中，以气郁为先。气郁则精血水液运行受阻，由无形之气郁变为有形之郁，同时久病入络入血，损伤血络形成瘀血。瘀血的形成影响血液运行，导致肺脾肾三脏失养，功能受损，三焦决渎失司，膀胱气化不利，影响水液的输布及代谢，从而导致水液停聚于体内加重水肿。因“湿为阴邪，其性趋下”，各种原因产生的水湿重浊易趋下，停聚于下肢发为水肿，属水湿夹瘀证。因此于志强教授临床上提倡培土制水、调气祛浊、化瘀利水法治疗该病，使脾健、气畅、瘀化，水肿自然消退。于志强教授从气血津液多方面治疗下肢水肿，重视气、水、血并调，形成足肿方。整体调整患者机体状态，减少水湿的产生，促进水液在身体内的正常运行、排泄，缓解其水肿症状的同时可健脾补虚，恢复脏腑正常功能，减少复发。

二、单臂水肿方

（一）方药组成

生黄芪 30 克	桑枝 30 克	桂枝 10 克	羌活 10 克
炒白术 15 克	白芍 15 克	茯苓 15 克	猪苓 10 克
泽泻 30 克	蜈蚣 1 条	姜黄 9 克	炙甘草 10 克
生姜 3 片	大枣 5 个		

（二）功效

益气健脾，温经通络，利水消肿。

（三）适应证

主要治疗乳腺癌术后单臂水肿证，上肢肿胀、沉重、麻木，手臂、肘部活动受限等，舌体胖大，苔薄白，脉虚。

（四）方解

单臂水肿方主要针对女子乳腺癌术后，阳气不足、水湿停留而引起的单臂水肿证而设。临证时，以上肢肿胀、沉重、麻木，手臂、肘部活动受限等，舌体胖大，苔薄白，脉虚为其辨证要点。

本方由黄芪桂枝五物汤合四苓散加减化裁而成。黄芪桂枝五物汤出自《金匮要略·血痹虚劳病脉证并治》："血痹阴阳脉微，寸口关上微，尺中小紧，外证身体不仁，如风痹状，黄芪桂枝五物汤主之"，具有益气温经，和血通痹之效。方中生黄芪味甘，性温，归肺、脾二经，气味俱轻，升多降少，长于升阳益气、固表止汗、利水消肿。桂枝味辛甘，性温，具有温通经脉、散寒止痛的功效。《本经疏证》曰："其用之道有六，曰和营，曰通阳，曰利水，曰下气，曰行瘀，曰补中。和营，其功最大，施之最广。"芍药《神农本草经》载"味苦，平。主邪气腹痛，除血痹，破坚积，寒热，疝瘕，止痛，利小便，益气"，《黄帝内经》云："营气虚则不仁，卫气虚则不用，营卫俱虚则不仁且不用"，芍药酸苦涌泄破滞，与桂枝相伍，一散一收，调和营卫，于黄芪、桂枝益气升阳之中配伍，使药物作用同向运行方向不至太过猛烈，有和阴阳之意。羌活辛苦性温，《本草汇言》："羌活功能条达肢体，通畅血脉，功彻邪气，发散风寒风湿"，祛风湿利关节止痛，《唐本草》："疗风宜用独活，兼水宜用羌活"，且"风能胜湿"，善走上肢，主治麻痹厥逆。桑枝味苦，性平，归肝经。具有祛风湿，利关节，行水气的功效，常入汤剂煎服，常用量为 9～15 克。《本草撮要》云其："得桂枝治肩臂痹痛。"《本草备要》云其："利关节，养津液，行水祛风。"故尤适用于上肢痹痛，主治肩背酸痛，经络不利之症，兼利水消肿；姜黄辛苦性温，善治肩背痛，行气破瘀、通经止痛。于教授强调，桑枝与姜黄皆以通为用，桑枝以祛风湿兼能行气为，姜黄为血中气药，以活血行气，通经止痛为主。姜黄止痛效果强于桑枝。此外，二者均走四肢，尤善走上肢。二药相须为用，明显增强了祛风湿、破血行气止痛的效果。临床上，于教授主要用该药对治疗风湿痹证，以肩臂肢节疼痛，四肢麻木为主要临床表现者。蜈蚣味辛走窜，性温可温经散寒，《医学衷中参西录》言："蜈蚣，走窜主力最速，内而脏腑，外而经络，凡气血凝聚之处皆能开之"，熄风散结、通络止痛；四苓散出自《丹溪心法》，治湿生于内，方中白术燥能健脾淡能利湿，药性平和健脾制水；泽泻咸淡润下兼渗利，利湿行水，助水邪从小便而去，治疗水湿停聚之水肿，白术健脾为主，助升脾阳，泽泻渗湿利水，使浊气得降，二药一补一泻，一升一降，调气利水，标本兼治；茯苓甘淡补中渗湿，猪苓苦淡渗利，姜枣调和诸药。诸药合用，以达益气健脾、温经通络、利水消肿之功。

（五）临床加减

1.若上肢水肿明显，酌加车前子、益母草、冬瓜皮活血利水消肿。

2.若肩臂疼痛明显，酌加细辛、豨莶草通经活络止痛。

3.若兼瘀血重，酌加鸡血藤、土鳖虫活血通络。

4.若兼见气虚明显者，酌加太子参15克或党参15克，以益气健脾。

5.若肾阳不足畏寒肢冷，酌加仙茅、仙灵脾温补肾阳。

（六）煎服法

每日一剂，水煎两次，共300毫升，分早、晚两次服。

（七）结语

上肢淋巴水肿是乳腺癌术后最常见的并发症之一。多因术中切除患侧乳腺组织、脂肪组织，清扫腋窝淋巴结，破坏局部微细淋巴组织致淋巴回流障碍，组织间液及组织间隙的蛋白质无法通过淋巴组织转运入血液循环，引起组织水肿，为慢性、渐进性过程，且易复发。初起时水肿部位较为柔软，呈可凹性，此后逐渐恶化，后期严重者可呈橡皮肿，伴上肢功能障碍，常伴随手臂紧绷感、肿胀感且时有疼痛。

于志强教授根据多年临证经验认为，肿瘤之病，多由正气不足，邪气积聚而成。《黄帝内经·素问·刺法论》曰："正气存内，邪不可干。邪之所凑，其气必虚"，《医宗必读》言"积之成也，正气不足，而后邪气据之"，正气不足，气血阴阳虚弱，脏腑功能衰退引起邪客于乳络是发为乳岩的主要病机。乳腺癌患者本身正气不足，加之术中金刃造成血脉神经创伤，损伤脉络，进一步耗伤正气，体内气血运行不畅，因虚致肿，变证多端。

于教授认为，本病根据临床表现应属中医"水肿""血痹"范畴，证属本虚标实证。本虚者阳气不足是也，标实者水湿、血瘀、气滞、寒凝是也，二者互为因果。水肿的发生与气、血、津液运化失常密切相关，气与津液进入脉内则为血，血出脉外可化为气与津液。《诸病源候论》言："血水相并，津液壅涩……水气流溢，变为水肿"，水是气血津液代谢过程中的病理产物，气虚则无力推动血行，血行不畅则脉络瘀阻加重，血不利则为水，加之气虚不得运化水湿，致水液不能输布而停滞，溢于肌肤而生水肿。乳腺肿瘤术后患者阳气虚弱，水液无以气化而成湿，加之阳虚生内寒，随着病程延长，寒湿难以运行与血相结，血瘀夹寒湿滞于上肢，故见上肢肿胀拘挛、活动障碍。

于教授深受金元四大家之一的李东垣思想影响，善用"风药"行经通络，如柴胡、升麻、葛根、羌活、独活、防风等诸药治疗经络不通诸证。《内外伤辨惑论·四时用药加减法》载："肩背痛不可回顾者，此手太阳气郁而不行，以风药散之"，不通则痛，手太阳经气不通则肩背痛甚。因"风药"属木之类，木能克土，而土之主气为湿，故风可胜湿。吴昆在《医方考》中云："以风药而治湿，如卑湿之地，风行其上，不终日而湿去矣。又曰无窍不入，惟风为能，故凡关节之病，非风药不可"。由此在临床治疗诸湿邪为患时，必用"风药"以胜湿。

于志强教授临床善于运用虫类药，其认为，虫类药善走窜，通达全身经络，搜剔邪气，且善疗久病顽疾，常蝉蜕、僵蚕合用，祛风开音治疗音哑；地龙、僵蚕合用，祛风通络化痰治疗顽痰固性咳嗽；地龙、水蛭配伍，活血通络利水治疗难治性水肿；全蝎、蜈蚣、水蛭相伍，活血祛风治疗头痛。蜈蚣，性温味辛，有毒，具有息风止痉、解毒散结、通络止痛的功效，现代药理学研究表明其有抗肿瘤、保护心肌、保护血管、镇痛等作用，于乳腺癌术后患者用药中加入蜈蚣一味，取其通经活络、消肿止痛之效，为于教授用药之巧思。此外，于教授还强调虫类药药效虽为可观，屡起沉疴，但药性比较峻猛，临床需根据病情灵活使用，注意配伍、疗程、剂量及剂型，中病即止，以防出现破血、动风、中毒等不良反应。

乳腺癌术后患者阳气虚弱为本，正气不足，无力驱邪外出，风寒湿邪稽留，日久入络形成血瘀，故以黄芪桂枝五物汤加减化裁益气健脾、温经通络，四苓散加减化裁利水消肿并配以风药羌活、虫药蜈蚣，治疗乳腺癌术后上臂水肿证，用药精当，故取得满意疗效。

（张瑞　王雅郡）

第十章　妇科疾病

一、逍遥启宫合剂

（一）方药组成

柴胡 9 克	当归 10 克	白芍 10 克	白术 10 克
茯苓 10 克	炙甘草 10 克	橘红 10 克	清半夏 10 克
薄荷 6 克（后下）	川芎 10 克	六神曲 10 克	

（二）功效

疏肝解郁，燥湿祛痰，活血行滞。

（三）适应证

主治妇人体胖、痰湿壅盛兼肝气郁滞而导致的闭经、不孕之证。证见形体肥胖，面色萎黄，神疲乏力，白带增多，心情抑郁，善太息，舌胖大边齿痕苔白腻，脉滑或弦细。

（四）方解

本方由逍遥散合启宫丸加减而成。逍遥散出自《太平惠民和剂局方》，功效为疏肝解郁，兼养血柔肝，为肝郁血虚，脾失健运之证而设，是妇科调经常用方。肝为藏血之脏，性喜条达而主疏泄，体阴用阳。若七情郁结，肝失条达，或阴血暗耗，或生化之源不足，肝体失养，皆可使肝气横逆，胁痛、目眩等证随之而起。《黄帝内经》曰："肝苦急，急食甘以缓之"，《知医必辨》曰"《黄帝内经》治肝有三法，辛以散之，酸以敛之，甘以缓之，后人立方，合三法为一方，谓之逍遥散，用柴胡为君，以为辛散，用白芍以酸敛，用炙草以为甘缓。"启宫丸出自清代医家汪昂的《医方集解》，主治妇人体肥痰盛、子宫脂满之症，健脾化痰，方含二陈汤，为标本合治之剂。

二方合用，方中柴胡轻清升散，疏肝胆之郁，为调肝之要药，且多醋炙，若用量过大，则肝气疏泄太过，反劫肝阴；薄荷入肝经，少酌之疏散透达肝经郁热，于教授谓临证应用逍遥散不可缺薄荷，去之则不称逍遥散，薄荷在方中助柴胡疏肝解郁。当归，既能补血又能活血，兼以行气止痛，故有"血中之气药"之称；白芍，酸能收敛，苦寒泄热，功专养血滋阴，养肝止痛。二药相须为用，一守一走，动静结合，补血而不滞血，共奏养血柔肝、行气止痛、平肝潜阳之功效，于教授常用该药对治疗月经不调及贫血、脱发等病。二者与柴胡同用，寓"血和则肝和、血柔则肝柔"之意。白术健脾补气，湿与痰均为阴邪，需用阳气温化，而脾运则痰自化、湿自除，气血也得生化，《名医别录》述其能"消痰水，逐皮间风水结肿"和中燥湿；茯苓淡能利窍，甘以助阳，除湿之圣药也，益脾逐水，生津导气，二者相伍，使运化有权，气血有源，以培其本。半夏体滑而味辛性温，能走能散，能燥能润，消痰涎，开胃健脾；橘红入脾肺经，为利气要药，盖治痰先治气，气利痰自愈，四药合用燥湿健脾除其痰。六神曲味辛甘，理气消滞、泻满除癥，运化水谷，逐痰积，消除肥甘厚味对脾胃的重负，脾运则脂肪易消，故痰湿除。妇人以血为主，川芎为血中气药，上行头目，下行血海，破瘀蓄，调经脉，与白芍合用养血调经，通利血脉除血痹，使胞宫气血运行顺畅。炙甘草健脾和胃，兼调和诸药。如此配伍既补肝体，又助肝用，气血兼顾，肝脾并治，通其壅滞，用药周到，以达开郁、启宫之效。

（五）临床加减

1.若见舌暗瘀斑瘀点，瘀血明显者，酌加桃仁10克、红花10克以活血化瘀。

2.若见舌苔白腻，白带过多者，酌加苍术10克、山药10克、黑芥穗10克以燥湿止带。

3.若见气短乏力明显者，酌加党参10克、黄芪15克以益气健脾。

4.若见肾阳不足，畏寒肢冷者，酌加仙茅6克、仙灵脾10克以温补肾阳。

5.若见双下肢浮肿者，酌加车前子30克、泽泻30克以利水消肿。

6.若见腰痛者，酌加炒杜仲15克、胡桃肉15克以壮阳补肾。

（六）煎服法

每日一剂，水煎两次，共300毫升，分早、晚两次服。

（七）结语

闭经一词首见于《黄帝内经》，属于中医学“女子不月”“经水断流”“月水不通”等范畴。本方是由逍遥散和启宫丸加减变化而成，主要针对肝郁脾虚，痰湿壅盛，壅塞胞宫而致的闭经、不孕证而设。临床时主要以形体肥胖，痰湿壅盛，白带增多，心情抑郁，舌苔白腻，脉滑或弦细为其辨证要点。

于教授认为，痰湿内盛阻滞气血运行是导致闭经的主要原因，而痰湿内盛多由脾气亏虚，肝气郁滞发展而来。闭经属中青年妇女常见病，与肝脾肾有密切关系，其虚者，气血不足，肝肾亏虚，冲任失调故也；其实者，又以气滞血瘀、寒凝胞宫、痰湿闭阻最为多见。于教授强调，饮食失度，过食肥甘厚味之品，加之贪凉饮冷，寒湿伤脾肾；或情志抑郁，肝木克土，均可致脾失健运，湿聚为痰，脂膏痰湿瘀阻经络，致胞脉闭塞而不潮。于教授从医五十余载，博采众长，结合自身临床经验，主张从痰湿论治闭经，临证中多将其分为三型。形体肥胖，面色萎黄，经量稀少渐至闭经，伴随倦怠乏力，白带质稀量多，痞满纳呆，腹胀便溏，口中黏腻，四肢困重，舌胖大齿痕，苔白腻，脉弱或虚者，为脾虚痰湿证，治以益气健脾，化痰通经，方选四君子汤合启宫丸加减化裁；形体肥胖，月经先后不定期渐至闭经，伴随情绪抑郁，善太息，常有呃逆、嗳气等症状，舌苔白腻，脉弦细者，为肝郁痰湿证，治以疏肝开郁，化痰通经，方选逍遥散合启宫丸加减化裁；形体肥胖，月经量少清稀渐致闭经，伴随腰膝酸软，畏寒肢冷，大便溏泄，小便清长，口腻多痰，宫寒不孕，舌淡胖，苔白腻，脉沉细尺弱者，为肾虚痰湿证，治以温补肾阳，化痰通经，方选：二仙汤合启宫丸加减化裁。

临床中因忧愁思虑，情志不畅，气郁不舒血滞而致经闭者尤为多见。“神者，水谷之精气也”（《黄帝内经・灵枢・平人绝谷》），神疲食少是脾虚运化无力之故；《金匮要略》载“妇人之病，因虚、积冷、结气，为诸经水断绝”，肝气郁结，阻塞气机升降之道，强调情志因素影响月经周期规律。脾虚气弱则统血无权，肝郁血虚则疏泄不利，故月经不调渐至闭经，并伴随乳房胀痛、善太息等证。肝气郁结，阻塞升降之道，津液精微不得上升化赤，浊液糟粕不得下降而泄，反酿成痰脂湿浊，阻滞胞脉则月水不下。故以疏肝解郁，燥湿化痰法治疗痰湿型闭经。

于教授认为，逍遥散立方寓“木郁达之，疏其气血，令其条达而致和平”及“见肝之病，知肝传脾，当先实脾”之意，为肝郁证代表方剂。临证时，根据肝郁的致病特点如情绪不佳、两胁肋痛、胸闷、善太息等，抓住“郁”这一病机关键，结合舌脉，辨证施治。合以启宫丸加减，共奏化痰燥湿，理气健脾调经之功，主治“子宫脂满，不能孕育”，非但可用于治疗不孕病证，于闭经、月经后期、癥瘕等疾病的辨证治疗亦有卓效。

于教授根据多年临床经验，认为经闭一证，纯虚无邪者少，虚实夹杂者多，故在治疗上，倡导“补法和通法并用，扶正与去邪共存”；主张“内伤杂病以开郁为先务”，注重对情志因素的辨证治疗，其核心思想，正在于调畅一身气机，气机无所郁滞，则经脉自然通畅。痰湿型闭经属虚实夹杂之证，其病机为脾阳虚，肝失疏泄，健运失司，痰湿阻络，累及奇经，冲任不畅而致月经停闭；临证强调以燥湿化痰贯穿月经治疗周期，以达到湿化、脾健、血盈、经调之目的，多运用启宫丸化裁治疗。此外，痰饮、水湿共为阴邪，异名而同类，其性重浊黏腻，经久不愈，于教授常告诫我们“处方难，守方更难”，故坚持治疗，才能达到理想的疗效。

（祁向争）

第十一章　外科疾病

一、疱疹合剂Ⅱ号方

（一）方药组成

柴胡 6 克	栀子 9 克	龙胆草 9 克	夏枯草 10 克
白花舌蛇草 10 克	大青叶 20 克	蒲公英 20 克	元胡 10 克
川楝子 10 克	生甘草 10 克	丝瓜络 10 克	

（二）功效

清肝泻火解毒，活血通络止痛。

（三）适应证

躯干带状疱疹：多好发于胸胁部。

疱疹深红，密集成群，灼热刺痛（胸痛），伴性情急躁，心烦口苦，口干口渴，小便短赤，舌质红、苔黄，脉象弦滑为其辨证要点。

（四）方解

躯干带状疱疹，好发于胸胁部，发病部位是少阳胆经和足厥阴肝经循行之处，《黄帝内经·素问·六微旨大论》云：“厥阴之上，风气治之，中见少阳。”风为厥阴本气，风木之气禀少阳冲和之性而敷布条达，方可和阴通阳，调畅气血，故于教授结合临床实践，提出了带状疱疹从肝论治，并匠心创立疱疹合剂Ⅱ号方，本方主要是针对情志内伤，郁久化热化火，热毒内郁，循经外发，相搏于肌肤而导致的躯干带状疱疹而设，临证时，主要以疱疹深红，密集成群，灼热刺痛（胸痛），伴性情急躁，心烦口苦，口干口渴，小便短赤，舌质红、苔黄，脉象弦滑为其辨证要点，全方以清泻肝胆火毒为主，配伍少量活血通络止痛之品。

龙胆草苦寒而入肝、胆经，清泻肝胆实火，除邪气热毒，《本草纲目》释义云：“相火寄于肝胆，有泻无补，故龙胆之益肝胆之气，正以其能泻肝胆之邪热也。”张景岳《本草正》云：“龙胆草，乃足厥阴、少阳之药，大能泻火”。夏枯草味辛、苦，性寒，归肝、胆经，具有清肝泻火，明目，散结消肿之效，《本草纲目》记载：“夏枯草能解内热，缓肝火也”。栀子泻三焦之火，凉血解毒，泻火除烦，首载于《神农本草经》：“主五内邪气，胃中热气，面赤，酒疱皶鼻，白癞赤癞，疮疡”。栀子、龙胆草、夏枯草皆为苦寒之品，入肝经，直折肝火，配伍柴胡疏肝解郁，条达肝胆，令少阳升达，引诸药归肝经，且免苦寒之品郁遏肝气。

白花蛇舌草味苦、淡，性寒，主入肝、肾、小肠三经，清热解毒，活血利尿，《广西中药志》：“外治白泡疮，蛇癞疮”。蒲公英苦寒清泄，甘淡渗利，入肝、胃经，善清热解毒，疏肝散结消痈，还能利尿通便，导湿热、热毒从二便而出，《本草正义》记载：“蒲公英，其性清凉，治一切疔疮、痈疡、红肿热毒诸证”。大青叶苦泄寒清质轻，入心、胃经，清热解毒，凉血消斑，《本草正义》：“蓝草，味苦气寒，为清热解毒之上品，专主温邪热病，实热蕴结，及痈疡肿毒诸证”。白花蛇舌草、大青叶、蒲公英三者配伍，苦寒清热解毒，且现代研究表明清热解毒药具有抗病毒的作用。

肝气郁滞，则气血瘀滞，不通则痛，加以延胡索、川楝子清肝活血通络。川楝子苦寒降泻，入气分，长于疏肝理气，清肝火、除湿热、止疼痛；延胡索辛散温通，既入血分，又入气分，专于活血散瘀，理气止痛。川楝子、延胡索伍用，名曰金铃子散，出自《活法机要》，二药配伍疏肝行气之力增强，气行则血行，清热除湿、行气活血、理气止痛甚效。丝瓜络清热祛风，活血通络止痛，《本草纲目》言丝瓜络：“能通人脉络脏腑，而去风解毒，消肿化痰，祛痛杀虫，治诸血病。”现代药理研究表明丝瓜络具有抗炎镇痛等作用，可缓解带状疱疹之灼热刺痛。甘草生用，调和诸药，取其清热解毒之功，功兼佐使。

全方以苦寒清热为主，清泻肝热，配伍活血通络之品，相得益彰。全方多为苦寒之品，易伤脾胃，不可久服，中病即止。

（五）临床加减

1.若疱疹溃破渗液，酌加苍术 10 克、黄柏 10 克、滑石 15 克、清热利湿解毒。

2.若兼血泡者，酌加水牛角粉 1. 5～3 克、紫草 10 克，以凉血解毒。

3.若兼大便秘结者，酌加生大黄 6～10 克（后下），以通腑泻热。

4.若兼周身骚痒者，酌加僵蚕 10 克、蝉蜕 10 克、白鲜皮 15 克，以清热祛风止痒。

5.若兼大便溏泄者，酌加白术、茯苓、白扁豆各 10～15 克，以健脾淡渗利湿而止泻。

（六）煎服法

每日一剂，水煎两次，共 300 毫升，分早、晚两次服。

（七）结语

带状疱疹其特点是常突然发生，水疱聚集成簇，排列呈带状，常伴烧灼样疼痛，疼痛难忍。西医治疗多以抗病毒药、激素、B 族维生素，镇痛剂为主，一般疗程 3～6 周，而联合中医药治疗本病具有缩短疗程，且止痛效果好，疗效迅速可靠，无不良反应等优点。于教授认为，带状疱疹是西医病名，但在历代中医古典文献中对本病早有记载。中医学根据其所在部位、症状特点、疱疹形状等将其命名为“缠腰火丹”“蛇串疮”“蜘蛛疮”“火带疮”等。如隋《诸病源侯论》曰：“甑带疮者，缠腰生，此亦风湿搏于血气所生，状如甑带，因以为名”。明代王肯堂《证治准绳・疡医》云：“或问绕腰火丹，累累如贯珠，何如？曰：是名火带疮，亦名缠腰火丹”。《外科启玄》根据皮疹“与水窠相似，淡红且痛，”特征，称为“蜘蛛疮”。清代祁坤在《外科大成》中曰：“缠腰火丹，一名火带疮，俗称蛇串疮，初生于腰，紫赤如疹，或起水泡，痛如火燎。”

由于带状疱疹病毒最多侵犯肝经循行所过的胸胁部（肋间神经支配区）及胆经循行所过的颞颊部（三叉神经和颈部神经支配区），故于教授认为带状疱疹的病位在肝胆，病机关键不越热（火）、毒、湿 3 个方面，其中以火毒最为重要。由外感热毒之邪，或情志内伤，或内伤饮食而引起，以肝火亢盛，感受热毒之邪为病机特点。发作期因情志内伤，肝经郁滞，郁而化火，火热与外侵之毒邪搏结，火毒湿热蕴蒸于肌肤、经络，阻滞经脉，不通则痛。后期肝肾阴虚，余毒未尽，经脉失疏，气滞血瘀，常遗疼痛不休。对于带状疱疹的治疗，于教授认为以经络辨证为纲，以发病的部位辨证为目，以清肝泻火解毒、活血通络止痛为总的治疗大法，并分期论治，分为发作期和后遗症期，其中发作期根据发病部位不同，治疗方法稍有不同。

头部带状疱疹，好发于一侧的颞颥部，多因平素肝火亢盛，又兼外感风邪热毒之邪，郁于经络，外发而成，治以疏风解郁，泻火解毒止痛为主，予疱疹合剂Ⅰ号（柴胡、黄芩、银花、连翘、夏枯草、大青叶、蒲公英、僵蚕、蝉蜕、野菊花、丹皮、黑芥穗、生甘草）。躯干带状疱疹，多好发于胸胁部，多由情志内伤，郁久化热化火，热毒内郁，循经外发，相搏于肌肤，或外感热毒之邪，阻于经络，气血凝滞而成，，正如《医宗金鉴·外科心法要诀》云：“痈疽原是火毒生，经络阻隔气血凝”，故治以清肝泻火解毒，活血通络止痛为主，方用疱疹合剂Ⅱ号（柴胡、栀子、龙胆草、夏枯草、白花蛇舌草、大青叶、蒲公英、元胡、川楝子、生甘草、丝瓜络）。带状疱疹亦好发于一侧下肢，多由肝郁化火，挟脾湿流注于下而发病，治以清热利湿解毒，活血止痛为主，方用疱疹合剂Ⅲ号（大青叶、蒲公英、车前子、泽泻、虎杖、白花蛇舌草、龙胆草、夏枯草、栀子、赤芍、柴胡、生甘草、三七粉）。

于教授同样十分重视带状疱疹后遗症的诊治，根据于教授多年临床观察，临床表现此阶段的患者多见于年老体弱者，老年人体质差正气不足是发病之因。《黄帝内经》云：“邪之所凑其气必虚”“正气内存则邪不可干”，属中医本虚标实证，本虚在于肝肾阴虚或气虚不能濡养肌肤，不荣则痛；标实者在于气滞血瘀，阻滞经络，不通则痛，以致疼痛剧烈，持续不能缓解，为顽固性神经痛。治疗时，应标本兼治，多运用一贯煎加减（沙参、麦冬、生地黄、当归、枸杞子、蜈蚣、水蛭、王不留行）治疗肝肾阴虚兼有血瘀型神经痛；运用补阳还五汤加减（生黄芪、赤芍、当归、地龙、川芎、蜈蚣、元胡、土元）治疗气虚兼血瘀型神经痛，并随证化裁，灵活应用，往往能收到良好疗效。

二、痤疮合剂

（一）方药组成

玫瑰花 10 克	凌霄花 10 克	夏枯草 15 克	丹皮 10 克
栀子 10 克	枇杷叶 15 克	天花粉 30 克	皂角刺 10 克
黄连 10 克	桑白皮 10 克	生甘草 10 克	

（二）功效

清热泻火，疏肝散结，凉血活血。

（三）适应证

临床证见面部痤疮反复发作，颜色鲜红或暗红，散在脓疱或白色小粉刺，女性多于行经前加重，经后减轻，并常伴有性格急躁，胸胁胀满，口臭口苦，大便秘结，小便黄赤，舌红苔黄或黄腻，脉象弦滑或滑数。

（四）方解

痤疮合剂主要是针对患者素体热盛或情志内伤，肝郁化热、化火，火热之邪移于肺胃，上蒸颜面（肺主皮毛，阳明主面），血热瘀滞而成的面部痤疮而设。临床上主要以面部痤疮反复发作，颜色鲜红或暗红，散在脓疱或白色小粉刺，女性多于行经前加重，经后减轻，并常伴有性格急躁，胸胁胀满，口臭口苦，大便秘结，小便黄赤，舌红苔黄或黄腻，脉象弦滑或滑数为其辨证要点。于志强教授认为花类药物为疏肝解郁，调理气血之佳品，具有理气不伤阴之优点，方中玫瑰花、凌霄花气味芬芳，质轻不燥，疏肝气而不伤阴，凉血而不壅滞，正如《本草正义》中记载："玫瑰花，香气最浓，清而不浊，和而不猛，柔肝醒胃，流气活血，宣通窒滞而绝无辛温刚燥之弊，断推气分药之中、最有捷效而最为驯良者，芳香诸品，殆无其匹。"《本草求真》："凌霄花，肝经血分药也。味甘而酸，气寒无毒。凡人火伏血中……一切由于血瘀血热而成者，所当用此调治，盖此专主"；栀子苦寒，清热泻火，凉血解毒，唯独能清泻肝经郁火之药，即《本草思辨录》云："栀子解郁火，故不治胆而治肝"；枇杷叶、桑白皮主入肺经，药性取下，清泄肺热。《食疗本草》云：枇杷叶治肺气疮及胸面上疮。枇杷叶苦、凉，功专降逆下气，具有驱除上蒸颜面郁热火毒之邪的作用。桑白皮甘、寒，肺主皮毛，巧用此药具有以皮达皮的特点；黄连苦、寒，主归胃经，为足阳明胃经之引经药，能治阳明经头面之疾；夏枯草、天花粉能散郁结，清肝火，治痈结肿毒。天花粉甘微苦微寒，除善治消渴外，《医学衷中参西录》又云："……善通行经络，解一切疮家热毒"；皂角刺，辛温，归肝肺胃经，主治痈疽肿毒，活血散结；丹皮，功专清热凉血散瘀，既防邪热内传，更有疏肝调畅气血之用；生甘草甘平，清热解毒并调和诸药。全方合用，共奏清热泻火，疏肝散结，凉血活血之功效。

（五）临床加减

1.若面部痤疮瘙痒甚者，可酌加蝉蜕10克、白鲜皮10～15克，以增清热疏利湿止痒之功。

2.若平素喜食肥甘辛辣之品，大便秘结者，可酌加生大黄6～10克（后下），以增清热通便之力，使热从大便而出。

3.若脓疱明显者，可酌加蒲公英15克、冬瓜子15克，以增清热解毒、渗湿排脓之功。

4.若兼见痤疮暗红、面色晦暗、舌暗红苔黄腻、痰瘀互结者，可酌加浙贝母15克、赤芍10克，以涤痰活血散结之功。

（六）煎服法

每日一剂，水煎两次，共300毫升，分早、晚两次服。

（七）结语

中医将痤疮称为"粉刺""酒刺"，俗称青春痘，是一种以颜面、胸、背等处生丘疹如刺，可挤出白色碎米样粉汁为主要临床表现的皮肤病，是毛囊的慢性炎症。其发于面部者称为面部痤疮，好发于青春期男女，女性多于月经前加重。

《黄帝内经・素问・生气通天论》说："汗出见湿，乃生痤痱……郁乃痤"。汗出之后，毛孔空虚，易被湿邪侵犯，郁聚在局部发为痤疮。大多数医家认为素体热盛、饮食不节与本病密切相关，其病位在肺、胃，病机关键多由火、热之邪，上蒸颜面，血热瘀滞而成。《医宗金鉴》曰："肺风粉刺，此症由肺经血热而成，每发于鼻面，起群疙瘩，形如黍屑，色赤肿痛，破出白粉汁。"肺在体合皮，其华在毛，热邪侵犯肺经，使肺经血热郁滞，邪毒肺热蕴于肌肤而致痤疮。《诸病源候论》曰："面疮者，谓面上有风热气生疮，头如米大，亦如谷大，白色者是"。痤疮以颜面部多见，足阳明胃经起于颜面，善治头面部疾病。阳明多血多气，受邪后易从阳化热，见里实热证。胃主通降，胃气降浊失职，浊气上逆，湿热毒气蕴集于面部时，则生"座疮"。故中医认为痤疮是由内外合邪而成，外受风热、湿热之邪，蕴阻肌肤，内多由肺、胃功能失调以及久病痰瘀互结凝滞肌肤而成。

于教授从医50余载，学验俱丰，对"痤疮"辨证论治亦有独到之处。于教授深受刘完素学术思想的影响，倡导"六气皆从火化"，并善用五行生克制化理论指导临床，其认为痤疮是素体热盛或情志内伤，肝郁化热、化火，火热之邪移于肺胃，上蒸颜面（肺主皮毛，阳明主面），血热瘀滞而成。一直主张“内伤杂病、从肝论治”“内伤杂病以开郁为先务”的学术思想。正如黄元御《四圣心源·六气解》曰：“风木者，五藏之贼，百病之长。凡病之起，无不因于木气之郁。”故百病多由肝气郁滞而起，肝失疏泄，气机失常，血行不畅，郁而化火，则五脏失衡，肺、胃功能失职，热、湿、痰、瘀乃生，阻滞经脉，停于肌肤，则发为痤疮，故认为痤疮与肺、胃相关，但其咎于肝，当从肝论治，应以开郁为先务。

“六气皆从火化”即风、寒、湿、燥诸邪在疾病传变过程中皆能化热生火，于教授重视以主证为中心诊疗疾病，认为火、热为主要致病因素。素体阳盛、易食膏粱厚味辛辣之品等导致火热之实邪内盛；起居无常、房事不节等导致肝阴不足，阴虚阳亢，阴不制阳，则内生虚火；情志不遂最易伤及肝脾，肝气郁滞，导致肝经郁热，郁火内生。肝失疏泄，气机不畅，脏腑功能紊乱，湿、热、痰、瘀乃生，诸邪皆致阳气内困，郁而不发，久而化热；以上实、虚、郁火其性燔灼炎上，结聚于面，均可发为痤疮。

“五行生克制化”是中医学理论的核心，指木、火、土、金、水五行之间存在着“生、克、乘、侮、制化”的关系，其中“乘、辱”是机体平衡被打破后的病理状态，于教授临床将该理论灵活运用于“痤疮”的病机分析。肝木之气偏旺，木旺则克伐脾土，木旺乘土，脾胃运化失职，易生痰湿之邪，邪郁化热；中焦斡旋失常，气机升降不利，气机郁滞，郁而化火，上泛颜面。木旺反侮肺金，肝病及肺，肺其华在毛，其充在皮，肺不司腠理开合，毛窍排泻不畅而堵塞，肺经热盛，常循经上扰。“五行生克制化”理论再次验证了于教授从肝论治“痤疮”学术思想。

综上所述，于教授认为“痤疮”多由火热之邪通过“五行生克制化”理论发生疾病传变，提出“从肝论治”思想，自拟痤疮合剂，运用清热泻火，疏肝散结，凉血活血法，随证加减，对该病的愈合及预后取得良好疗效，为其临床诊疗提供了新思路。

三、口疮合剂

（一）方药组成

天冬 10 克	玄参 15 克	生地 15 克	黄柏 6 克
砂仁 6 克	生甘草 6 克	知母 6 克	石斛 10 克
枇杷叶 15 克			

（二）功效

滋阴降火。

（三）适用范围

临床证见口腔溃疡，时有疼痛，手足心热，两颧潮红，口干口渴，舌红少苔，脉沉细数。

（四）方解

口疮合剂是由三才封髓丹化裁而成，主要是针对阴虚火旺所致的口腔溃疡（口疮）而设，临床上主要以口腔溃疡，时有疼痛，手足心热，两颧潮红，口干口渴，舌红少苔，脉沉细数为其辨证要点。三才封髓丹出自《卫生宝鉴》，方中天冬、玄参、生地合用取三才汤之意，天冬润燥滋阴，降火生津、补肺生水；玄参凉血滋阴、清热解毒；生地黄味甘性寒，入心经清热凉血以制心火，入肾经养阴生津，滋阴降火。《医方集解》云三才汤“以药有天、地、人之名，而补亦在上、中、下之分，使天地位育，参赞居中，故曰三才也。”借喻服用三才汤可泄心火、滋肾水，使水火既济，心肾相交。黄柏、砂仁、甘草乃封髓丹组成，其中黄柏泻相火、滋肾水，朱震亨言“黄檗，走至阴，有泻火补阴之功”；砂仁理气醒脾、纳气归肾、祛除虚火；生甘草调和上下，清热解毒以祛火，缓急补中以敛疮。《医理真传》言“夫黄柏味苦入心，禀天冬寒水之气而入肾，色黄而入脾，脾也者，调和水火之枢也，独此一味，三才之义已具。况西砂辛温，能纳五脏之气而归肾，甘草调和上下，又能伏火，真火伏藏，则人身之根蒂永固，故曰封髓”。黄柏、甘草，苦甘化阴。西砂、甘草，辛甘化阳。阴阳合化，交会中宫，降心火、益肾水，使得水火既济。知母功善清热泻火、养阴润燥，《医学衷中参西录》载“知母味苦，性寒，液浓而滑。其色在黄、白之间，故能入胃以清外感之热，入肺以润肺金之燥”，《本草纲目》言“知母之辛苦寒凉，下则润肾燥而滋阴，上则清肺金而泻火，乃二经气分药也”，现代药理研究表明，知母具有抗溃疡、抗菌、免疫抑制、减轻炎症损伤等作用；枇杷叶功善宣通脾胃气机，《本草从新》载：枇杷叶“苦平，清肺和胃而降气”，二者合用，强化清肺热、降肺气之效。石斛味甘可悦脾土，味咸能益肾水。诸药合用，清润同施，泻中寓补，心脾肾之火皆消，共奏滋阴降火，敛疮止痛之效，为治疗阴虚火旺型口腔溃疡之良方。

（五）临床加减

1.舌尖生疮者：酌加竹叶 10 克、莲子心 3 克、清泻心火。

2.舌边生疮者：酌加栀子 10 克、清泻肝火。

3.伴有咽痛者：酌加金果榄 10 克、桔梗 10 克、生甘草 10 克、清喉利咽。

（六）煎服法

每日一剂，水煎两次，共 300 毫升，分早、晚两次服。

（七）结语

口腔溃疡又名阿弗他性口炎，好发于舌尖、舌缘、唇、软腭、腭弓和颊黏膜等部位，发作时可见溃疡部位发红、发白，同时伴有局部凹陷，患者常感剧烈疼痛，重则影响进食。其病因复杂，病情缠绵，反复发作，常令患者痛苦不堪。该病发病机制目前尚不明确，现代医学多从营养因子缺乏、内分泌紊乱、免疫功能异常、心理因素等方面考虑本病，强调其治疗原则是防止继发感染，减轻疼痛与促进愈合。虽然临床上存在多种剂型的干预药物，治疗时也取得了一定的疗效，但仍有论治片面、反复发作的弊端。

口腔溃疡属中医学“口糜”“口疳”“口疮”范畴。“口疮”一词最早载于《黄帝内经》，言：“岁金不及，炎火乃行……民病口疮”。历代医家认为，口疮的发生与外感内伤均相关，外感责之风热、火毒、湿浊熏蒸，内伤责于先天禀赋、后天饮食、情志劳逸失常及久病。《杂病源流犀烛》指出：“口糜者，口疮糜烂也。”心肺积热、膀胱移热于小肠、三焦火盛、中气不足、虚火上犯、阴虚火旺均可致口糜。这恰从病机上指出了口疮发病离不开火热。关于本病的治疗，《黄帝内经・素问・阴阳应象大论》载：“南方生热，热生火，火生苦，苦生心……心主舌”，张景岳言“舌为心之苗，心病则舌不能转”，由此可见舌病治疗当“从心出发”。《黄帝内经・灵枢・经脉》又云：“脾足太阴之脉……连舌本、散舌下”“手少阴之别……循经入于心中，系舌本”“肾经挟舌本”“肝经络舌本”“足阳明胃经循颊络齿龈”，说明口腔黏膜有赖于脾胃之气的濡养，与心肝肾密切相关。诸经受邪，使“火热”循经上蒸，则发为口疮。

《医宗金鉴》载：“口糜阴虚阳火成，膀胱湿水溢脾经。湿与热瘀熏胃口，满口糜烂色红疼。”于师认为火邪贯穿于口疮发生发展始终，故将其病因病机统概为实火型和虚火型两大类，擅长从“火”论治口腔溃疡，主张“实以祛邪为主，兼治其本；虚以扶正为先，再驱其邪”。其认为，情志不畅，素嗜肥甘之物，耽于烟酒，易形成脾胃湿热，心火偏盛，肝胆火盛之候，此所致的口腔溃疡乃实火也。症见创面色红而满口烂斑，甚者腮舌俱肿，脉实口干。治疗以清热泻火为主，临证选用导赤散合泻黄散加减。导赤散与泻黄散出自《小儿药证直诀》，可分别治疗心脾两经有热所致的口舌生疮，合方清热而不伤阳，养阴而不滞邪，针对心火下移小肠的口舌生疮、小便赤涩疼痛，疗效显著。而素体阴虚，劳逸失常，或慢性疾病迁延难愈，出现脏腑气血阴阳功能失调，口舌失于濡润，虚热之邪内生，或饮食不节，脾胃受损，运化失司，中气不足，少火扰动，或思虑过度，暗耗阴血，致阴虚火旺，上泛生疮者，乃虚火也。症见创面色淡红而白斑细点，甚者陷露龟纹，脉虚不渴。治宜滋阴降火，本篇“口疮合剂”即为虚火之证而设。于教授认为现代人群大多劳心太过、起居不节，心火易动，真阴耗伤，肾水不足，相火偏旺，日久则易于形成水火未济之象，因此，对于虚火型口疮治宜滋阴降火，正如王冰所言“壮水之主，以制阳光”，应以水制火，延缓口疮加重，防止口疮复发。于教授临床实践发现，多数患者口疮严重、反复发作，虽有自觉灼热之“火热”症状，但并不是实火作祟，而是虚火所伤，故临床上应审证求因、辨证论治，同时要注重预防调摄，注意调整饮食结构，保持口腔卫生，降低其发病率。

（付利华　丛日双　朱林平）

第十二章　验案举偶

一、胸痹心痛（冠状动脉粥样硬化性心脏病）

验案一

黄某，女，63岁，退休，2014年1月7日初诊。

主诉及病史：阵发性胸闷、胸痛10年余，加重2天。患者10余年时有阵发胸闷、胸痛症状，休息后或自行含服“速效救心丸”后症状可缓解，未系统诊治。2010年曾因“突发胸闷胸痛”住院，诊为“冠心病、急性下壁心肌梗死”。此后间断服用“依姆多”“泰嘉”等药物。2天前，患者情绪激动后，再次发作胸闷胸痛，自服“硝酸甘油”，约10分钟后症状缓解，此后又有数次胸闷发作，遂来就诊。证见：阵发胸闷胸痛，以刺痛、灼痛为主，夜间时有发作，伴心悸心烦，口黏纳呆，恶心欲呕，大便干结。舌质暗，有瘀斑，苔黄腻，脉弦滑。

查体：血压150 / 95mmHg。辅助检查：ECG示：窦性心律，Ⅱ、Ⅲ、AVF导联病理性Q波、T波低平，V3～V5T波低平，左室高电压。

西医诊断：①冠心病，陈旧性下壁心肌梗死。②高血压。导联T波低平；左室高电压

中医诊断：胸痹心痛。痰热瘀结，心脉痹阻。

治法：清热化痰，活血通络。

处方：自拟冠心煎Ⅱ号方加减。

丹参30克，檀香6克，砂仁6克，清半夏10克，瓜蒌30克，黄连6克，石菖蒲10克，水蛭5克，陈皮10克，蜈蚣1条。5剂，每日1剂，水煎服，早晚分两次服用。

二诊：服用前方后胸痛未再发作，恶心欲呕等症好转，便干，二到三日一行，舌质淡暗，苔黄略厚，脉弦滑。前方加大黄6克（后下）通腑泄热，继用7剂。

三诊：服用前方后诸症减轻，大便每日一行，舌质淡红，苔薄黄，脉弦滑。疗效肯定。继用前方（去大黄）7剂，巩固疗效。

按语：本病隶属于中医学“胸痹心痛”范畴，于志强教授认为“胸痹心痛”的发生虽然与肝密切相关，但其主要的病理基础为“痰浊”和“血瘀”。二者常互为因果，相互转化。一旦痰瘀互结，痹阻心脉，则导致胸痹心痛的发生。痰瘀学说是基于“津血同源”的理论产生。后世医家朱丹溪、唐容川又多有发挥。《丹溪心法》曰：“自气成积，自积成痰，痰夹瘀血，遂成窠囊”，明确提出痰夹瘀血、痰瘀互结的观点，并对痰夹瘀血的形成进行了较深刻的分析。《血证论》中亦曰：“血瘀久，亦能化成痰水”，进一步论述了瘀血、痰饮相互转化，既相互胶结又相互影响的病理机制。由此可见，痰瘀互结是导致胸痹心痛的主要病机，痰瘀并治也成为治疗胸痹心痛的基本治法之一。于志强教授据此研制出“冠心煎Ⅱ号”“冠心煎Ⅳ号”以治之，取得了满意的效果。

“冠心煎Ⅱ号”主要组成：半夏10克，瓜蒌20克，黄连10克，丹参30克，檀香6克，砂仁6克，石菖蒲10克，土鳖虫10克，地龙10克，水蛭5克。该方主要是针对痰

瘀互结痹阻心脉所致的胸痹心痛而设，临证以心胸灼痛或闷痛、固定不移、恶心欲呕、口黏纳呆、饱食后诱发或加重、舌淡暗或有瘀斑、苔黄腻、脉弦滑或滑数为其辨证要点，具有清热化痰、活血通络、行痹的功效。

（冠心煎Ⅳ号主要由全瓜蒌30克、薤白10克、桂枝10克、陈皮10克、半夏10克、茯苓10克、石菖蒲10克、地龙10克组成，主要针对胸阳不振、痰湿内聚之痹阻心脉而治的胸痹心痛而设，临证时以心胸隐痛或闷痛、四肢沉重、神疲乏力、纳呆痰多、舌胖大且淡、苔白腻、脉象沉细为其辨证要点，具有宣痹通阳、涤痰宽胸之功效。）

依据患者症状及四诊合参，本案当属痰热瘀结、心脉痹阻证，故选用冠心煎Ⅱ号治疗。方中小陷胸汤（黄连、瓜蒌、半夏）清热化痰、宽胸散结，丹参饮（丹参、檀香、砂仁）活血化瘀、行气止痛。二方相合，痰瘀并治，攻其窠囊。加陈皮理气化痰，菖蒲涤痰开窍，半夏、陈皮、菖蒲合用，祛痰之力益胜。水蛭、蜈蚣并投，破血逐瘀、消癥散结之力倍增，正所谓“通以去其闭，虫以动其瘀”之意。诸药合用，共奏清热化痰，活血通络之效；于教授在临床应用冠心煎Ⅱ号方时，若呕恶明显，酌加竹茹、苏叶加强清热化痰、止呕之功；若纳呆明显，酌加山楂、鸡内金，以消食导滞，若兼见心中懊恼，可加栀子豉汤，以清热除烦。

验案二

储某，男，52岁。患者平素情志抑郁，每因生气恼怒后诱发心绞痛。两天前，因与其爱人吵架，心绞痛又作，遂赴当地某医院急症治疗，病情后缓解。现证：面色晦暗，心胸闷痛，昼轻夜重，心中懊恼，纳呆呕恶，口臭便干，舌紫暗，边有瘀斑，苔黄腻，脉弦滑。脉证合参，证属肝郁化火，夹痰、夹瘀，痹阻心脉而致的胸痹心痛。

西医诊断：冠心病。

中医诊断：胸痹心痛。肝郁化火，心脉痹阻。

治法：清肝泻火，涤痰化瘀开结。

处方：冠心煎Ⅱ号方加减。

半夏10克，瓜蒌皮15克，黄连10克，丹参30克，檀香6克，砂仁（后下）6克，栀子10克，淡豆豉10克，竹茹10克，川楝子10克，元胡10克，水蛭10克，土元10克，石菖蒲10克。7剂，水煎服，每日1剂。

二诊，药后诸症较前明显好转，心绞痛未作，舌苔渐退，纳食增加，故守前方再投7剂。

三诊，患者心情较前愉悦，自述大便日行2次，不成形。故将原方栀子，淡豆豉减掉，加白扁豆15克。连服2周，诸症悉除。后配蜜丸，巩固疗效。随访3个月，未复发。

按语：冠心病隶属中医胸痹心痛范畴，于教授认为，本病属本虚标实之证，本虚者气、血、阴、阳不足是也，标实者气滞、寒凝、痰浊、瘀血是也，在标实证中，又以痰热瘀血痹阻心脉而致的胸痹心痛为多见。于教授认为“气郁为诸郁之先”“无形而生有形”，本患者因平素情志不舒，心中懊恼，致气机升降失调、肝气郁滞形成火郁，继而引起痰饮、瘀血等有形实邪痹阻心脉，引发胸闷心痛等症状。冠心煎Ⅱ号方为于教授自拟经验方，由小陷胸汤与丹参饮加减变化而成，小陷胸汤宽胸涤痰、清热散结，丹参饮活血祛瘀止痛，两方合用，共奏清热涤痰，活血行痹之功。临证时主要针对痰热瘀血互结、痹阻心脉所致之胸痹心痛。临床以心胸闷痛或灼痛、口粘口臭，呕恶纳呆，或形体肥胖，舌质紫暗或瘀斑，脉象弦滑为辨证要点。本案患者心胸疼痛剧烈，故原方中加入川楝子、元胡，宗金铃子散以疏肝泻热、行气止痛。患者平素抑郁状态为本病之源，临证又见心中懊恼，火郁之象，故方中加入栀子、淡豆豉，两药一宣一降，取栀子豉汤泻火除烦，宣发郁热之效，用“火郁发之”之法宣发久积于胸中郁热，同时缓解患者平素抑郁状态，标本兼治，立竿见影。因栀子苦寒败胃，且三诊时患者情绪好转，大便不成形，故去栀子、淡豆豉，加白扁豆以健脾和中，即于师时常告诫我们的临床临证要“以保护胃气为本，切不可治一经损一经。”

二、心悸（心律失常）

验案一

刘某，男，42岁，主因心悸阵作两年，加重1周就诊。患者自诉2年前始常于饱餐后发作心悸、胸闷等不适，遂就诊医院，查心电图（ECG）示“频发房性期前收缩，偶发室性期前收缩”，给予酒石酸美托洛尔25毫克，每日2次，服用月余患者自觉症状减轻并自行停药，平素间断发作常自行服用美托洛尔后缓解。1周前，患者自诉无明显诱因出现心悸不适较前加重，伴胸中灼热满闷，恶心欲呕等症，遂就诊我院门诊。

刻诊：心悸不宁，时作时止，胸中灼热烦闷，口干口苦，时呕恶，大便干，舌暗红苔黄腻有瘀斑，脉弦滑而结代（体型偏胖，平素嗜食肥甘）。ECG示频发室上性期前收缩二联律，偶发室性期前收缩。

西医诊断：心律失常。

中医诊断：心悸，证属痰火扰心，心神不宁。

治法：清热豁痰，宁心安神。

处方：参齿温胆汤（亦称抗早复脉II号）加减。

陈皮10克，半夏10克，竹茹10克，苦参10克，茯苓10克，枳壳10克，黄连10克，生龙齿30克（先煎），丹参30克，檀香6克，砂仁6克，炙甘草10克，旋覆花10克（包）。水煎服，日1剂，早晚两次分服，7剂。

二诊：患者服上方7剂后自觉心悸胸闷、呕恶减轻，大便仍干，2～3天一行。遂于前方加厚朴10克、大黄10克（后下），再服7剂。

三诊：患者心悸症状明显改善，大便正常。再服7剂（去大黄）巩固疗效。

按语：本病隶属中医“心悸”范畴。《丹溪心法・惊悸怔忡》云：“惊悸……时作时止者，痰因火动，瘦人多由是血少，肥人属痰，寻常者多是痰”。王肯堂《证治准绳》中所云：“郁痰积于心包、胃口而致惊悸，怔忡者有之。”清・徐大椿曰：“气郁生涎，涎痰内沃，而心胆不宁，故怔忡惊悸不已焉”。患者素体湿盛，加之平素嗜食肥甘，致使积湿生痰，痰浊困脾，积痰生热。本次发病症见“心悸不宁，时作时止”，为痰热扰动心神之征，“胸中灼热烦闷，口干口苦，时呕恶，大便干结”，为痰热中阻之象，而舌暗红苔黄腻有瘀斑，脉弦滑，考虑痰阻气机，血行不畅成瘀。故而治法当以清热豁痰，宁心安神为主，兼以理气活血，于主任以自拟“参齿温胆汤”加减治疗病解。

三、眩晕（原发性高血压病）

验案一

赵某，男，37岁，2012年9月就诊。主诉：阵发性眩晕2年，加重半个月。患者近2年来间断发作头晕头沉，未予诊治，今年3月患者体检时发现血压升高，达190/120mmHg，此后间断服用“寿比山”降压，血压控制不平稳。近半个月来，患者自觉头晕头沉加重，胸闷呕恶，遂就诊。就诊时证见：形体偏胖，头眩昏蒙，头目胀痛，晨起干哕，胸闷口苦，心烦易怒，左手麻木，舌红苔黄腻，脉弦滑。脉症合参，证属肝火夹痰，上扰清窍。

西医诊断：原发性高血压病。

中医诊断：眩晕，肝火夹痰，上扰清窍。

治法：清肝化痰。

处方：天茶温胆汤加减。

天麻 12 克、黄连 10 克、陈皮 10 克、茯苓 10 克、半夏 10 克、夏枯草 12 克、炙甘草 10 克、竹茹 10 克、枳壳 10 克、苦丁茶 10 克、钩藤（后下）30 克、石决明（先煎）30 克、姜黄 9 克、桑枝 30 克、豨莶草 15 克、甘草 10 克。每日 1 剂，分早晚两次服用，6 剂。

二诊：患者头晕目眩减轻，无呕恶，无胸闷，心烦口苦减轻，麻木减轻，舌质暗，苔黄略厚，脉弦滑。查血压 150/80mmHg，继予前方加蜈蚣 2 条，再用 7 剂。

按语：本方以天茶温胆汤为主方，清热涤痰，平肝熄风，患者兼见肢体麻木，属风痰流窜经络，加姜黄 12 克、桑枝 30 克、豨莶草 15 克以增疏风通络之功。

验案二

患者，男，62 岁，2021 年 3 月 2 日就诊。主诉：高血压病 1 年，眩晕两日。患者有高血压病 1 年，因无明显症状未进行治疗，近两日以来，因生气恼怒诱发眩晕。症见：头胀头痛，颈项不舒，胸闷纳呆，口苦口黏，痰多色黄，形体肥胖，舌红，苔黄腻，脉象弦滑。血压 160/100mmHg。

西医诊断：原发性高血压。

中医诊断：眩晕。肝郁化火夹痰热上扰。

治法：清热涤痰，清肝潜阳。

处方：天茶温胆汤加减。

天麻 10 克，钩藤 30 克（后下），珍珠母 30 克（先煎），苦丁茶 10 克，夏枯草 15 克，炒蔓荆子 15 克，陈皮 10 克，法半夏 10 克，茯苓 10 克，枳壳 10 克，竹茹 10 克，炙甘草 10 克，牛膝 15 克，葛根 20 克。7 剂，水煎，分两次服用。

二诊：患者药后头晕、头痛诸症明显好转，仍痰多、纳呆，时而嗳气。测血压 140 / 90mmHg。原方去蔓荆子、葛根，加焦山楂 10 克，炒莱菔子 10 克。4 剂，水煎，分两次服用。

三诊：患者诸症悉除。测血压 135 / 85mmHg，继服原方 3 剂。

按语：本案患者因情志不畅，怫郁恼怒，导致气机不畅，肝气郁滞，郁而化火，又因患者形体肥胖，“肥人多痰湿”，有痰火相结、上扰清窍致眩晕之嫌；因火性炎上，循经上行，燔灼津液，故口干口苦；痰火内扰，阻遏气机，则胸闷不舒，纳呆食少。治疗以清热涤痰、清肝潜阳为主，兼以舒筋活络。于志强教授崇尚仲景用药法度，如“有是证用是药”，认为“用药如用兵，药不在多而在精，量不在大而在恰中病机”。方以天茶温胆汤为基础方，去黄连、生姜、大枣、石决明，加炒蔓荆子、牛膝、葛根、珍珠母。患者头痛明显，故加蔓荆子以止痛；颈项不舒，故加葛根以解肌；患者年逾六旬，肝肾亏虚，故加牛膝补肝肾、强筋骨，引血下行。二诊时，患者头痛、头晕明显改善，但仍痰多、纳呆，时而嗳气，此为痰湿内阻，故去蔓荆子、葛根，加炒莱菔子、焦山楂以健脾消食、化痰下气，使中焦脾胃得健，痰湿无以化生。三诊时已基本痊愈，继服以巩固药效。

四、眩晕（内耳眩晕症）

验案一

患者，女，32岁，2021年4月14日就诊。主诉：反复性旋转性眩晕3年。患者3年前出现眩晕，曾在外院耳鼻喉科就诊，确诊为内耳眩晕症，近1周以来，有两次起床时出现旋转性眩晕，如坐舟车，头目昏蒙，伴有耳鸣且胀，恶心欲呕，舌暗，苔黄腻，脉象弦滑。中医脉证合参，证属肝风夹痰火，上扰清窍之眩晕。

西医诊断：内耳眩晕症。

中医诊断：眩晕，肝风夹痰火，上扰清窍

治法：清热涤痰、平肝息风。

处方：天茶温胆汤加减。

天麻10克，钩藤30克（后下），磁石30克（先煎），炒麦芽15克，朱砂1.5克（冲服），黄连片10克，陈皮10克，法半夏10克，茯苓10克，竹茹10克，枳壳10克，炙甘草10克，生姜3片，大枣5枚，石菖蒲10克，苦丁茶10克，龙胆6克。7剂，水煎，分两次服用。

二诊：患者诸症减轻，舌苔白腻，大便微溏，日行两次。原方去龙胆、苦丁茶、黄连，加白术12克，泽泻30克。7剂，水煎，分两次服用。

按语：内耳眩晕症以突发性眩晕伴恶心甚则呕吐为主要临床表现，具有发作性和复发性的特点。本案患者反复性发作眩晕3年，近期加重，病情比较顽固。于志强教授脉证合参，证属眩晕标实证。头蒙目眩，耳鸣且胀，皆为痰热之象，故判断为肝火夹痰上扰清窍所致。肝火循上冲，上扰头目，则耳鸣且胀；肝火夹痰，上扰清窍，则感眩晕、头目昏蒙；中焦相火横犯中土，则见恶心欲呕；舌暗，苔黄腻，脉弦滑，考虑为痰热阻滞气机，血行不畅，致痰瘀互结。方拟天茶温胆汤加减治疗。方中天麻与钩藤并用，共奏平肝息风之效；患者耳鸣严重，易石决明为磁石以增平肝潜阳、聪耳明目之功；朱砂养精神，安魂魄，益气明目；石菖蒲豁痰开窍；苦丁茶散肝风，清头目；黄连、龙胆清热燥湿，泻肝胆火；半夏、竹茹，一寒一热，健脾燥湿化痰，和胃降逆止呕；陈皮健脾燥湿，枳壳化痰下气，两者同用，下气化痰，气顺则痰消；茯苓健脾渗湿，炒麦芽和中止呕，生姜、大枣调和脾胃，四者调胃和中，以绝生痰之源；炙甘草调和诸药。7剂过后，患者病情减轻，舌苔转为白腻，大便微溏，此为热得清，但仍有痰湿，故去龙胆、苦丁茶、黄连等寒凉之品，固护脾胃，加白术、泽泻以健脾利湿行水（白术、泽泻为于志强教授常用药对，主治痰饮内停，经验量为泽泻30克，白术12克）。诸药合用，证药相合，效果显著。

五、水肿（上肢水肿）

验案一

李某，女，55岁，主因右上肢肿胀1个月就诊。既往1年前行右乳腺癌切除术，术后化疗治疗，1年来病情稳定，无其他不适。近1月前受寒后发现右上肢逐渐肿胀，伴疼痛、活动受限，因恐肿瘤复发，至专科医院就诊，未发现异常，故来诊。刻下：右上肢肿胀，韧如橡皮，按之凹陷，伴有上肢麻木及夜间疼痛，痛有定处，活动受限，辗转难安，神疲乏力，面色无华，无胸痛胸闷，寐欠佳，纳可，二便调，观其舌质暗，苔薄腻，唇紫暗，脉弦涩无力。

西医诊断：上肢水肿。

中医诊断：水肿。气虚水停，瘀血不通。

治法：益气健脾，活血利水，通络止痛。

处方：黄芪桂枝五物汤加减。

生黄芪 60 克、桂枝 10 克、白芍 15 克、益母草 30 克、茯苓 30 克、猪苓 20 克、泽泻 30 克、白术 15 克、羌活 10 克、姜黄 10 克、蜈蚣 1 条、细辛 3 克。水煎服，7 剂，分早晚 2 次服。

二诊：服药后上肢肿胀疼痛减轻，服药后无不适，效不更方，原方再进 7 剂。

三诊：右上肢肿胀减轻过半，疼痛几无，故上方去细辛，继服 14 剂。

四诊：服药 6 周后，症状基本消失，停药，后随访 1 月未再复发。

按语：黄芪桂枝五物汤，本主治血痹之证。血痹乃因阳气不足、营卫失和，感受风邪，致营血运行不畅而发病。以大剂量黄芪甘温益气，气行则血行，益气故能行瘀；配合桂枝和营通脉，助黄芪振奋卫阳，温通经脉，助阳化气利水；芍药有酸敛之性，于黄芪、桂枝益气升阳之中配伍，使药物作用同向运行方向不至太过猛烈，有和阴阳之意；四苓汤利湿行水，助水邪从小便而去；羌活，祛风湿利关节，这里效仿东垣先生“风药胜湿”之意；姜黄行气破瘀、通经止痛；蜈蚣熄风散结、通络止痛；益母草活血利水；细辛散寒止痛。

六、水肿（下肢水肿）

验案一

李某某，男，72 岁。初诊时间：2021 年 5 月。因双肢水肿 1 个月就诊。患者素有冠心病十余年，一直服用硝酸类、他汀类、抗凝类药物治疗。曾在外院查尿常规，心脏彩色多普勒超声示：主动脉硬化，左心室射血分数（EF）56%。双下肢动脉、静脉超声示：双侧动脉血管斑块形成。刻下：形体肥胖，神疲乏力，双下肢指凹性水肿++，沉重无力，小便不利，大便稀薄，舌质胖大且黯、舌苔薄白，脉弱。

西医诊断：下肢水肿。

中医诊断：水肿（阴水）。脾气虚弱，水瘀内停证。

治法：益气健脾，活血利水。

处方：黄芪防己汤合自拟足肿方加减。

生黄芪、茯苓、泽泻、益母草、冬瓜皮各 30 克，炒白术、枳壳、炒槟榔、牛膝各 15 克，防己、猪苓、泽兰各 10 克，水蛭、生姜各 3 克。7 剂。水煎服，每日 1 剂。连服 3 周后，水肿消失。

按语：本例患者为老年男性，形体肥胖，下肢水肿、下肢血管斑块的形成多属于中医痰湿体质；神疲乏力，大便稀薄，舌胖大、苔薄白，脉象虚弱可责之于脾气虚弱，舌质黯淡多因瘀血内阻，符合于氏足肿方治疗水瘀互结型水肿的表现，遂在治疗上采用健脾、利水、理气、化瘀之法。黄芪防己汤配合于氏足肿方可用于治疗脾气虚弱，运化失司，水湿润下，瘀血内停之水肿。方中防己在《本草经疏》有记载“性燥而不淳，善走下行，长于除湿……除湿下行，故利大小便”，选用该药能除下肢水湿，又可使水湿从小便而出；大量生黄芪可甘温益气，利水消肿，气行则水行、血行；生姜走而不守，可散水气；四苓汤健脾利湿，加冬瓜皮通利小便，使湿邪从小便而出；枳壳、槟榔理气行水，加强该方调畅气机的作用；益母草、泽兰可活血利水；牛膝逐瘀通经，利尿通淋；水蛭逐瘀、利水、通络治疗水肿。全方攻补兼施，祛邪不伤正，理气、活血、利水并调。

七、瘿病（甲状腺功能亢进症）

验案一

梁某某，女性，38岁，主因“甲亢病史三年，心悸一周”就诊。患者三年前因生气郁怒原因出现颈部增粗，于天津医大总医院诊为甲状腺功能亢进症。后口服西药“赛治”等药治疗，病情反复发作。一周前，患者情绪激动后，再次发作心悸等症，遂予就诊。证见：性情急躁，心悸而烦，汗出怕热，眼球突出，突眼征（+），颈部增粗，双手震颤，大便干，舌质红，苔薄黄，脉弦数。查体：心率98次/分，甲状腺Ⅱ肿大，T3、T4、FT3、FT4均升高，TSH低于正常。

西医诊断：甲状腺功能亢进症。

中医诊断：瘿病，证属肝经郁热。

治法：酸泻肝木。

处方：甲亢煎加减。

柴胡10克，桑叶10克，夏枯草15克，钩藤30克（后），茯苓15克，玉竹15克，白术10克，莪术10克，沙参10克，麦冬10克，白芍15克，乌梅15克，木瓜12克，浮小麦30克，煎服法：水煎服，7付，每日1剂，分早晚2次服用。嘱其慎服含碘食物，继服“赛治”，注意休息，调畅情志，清淡饮食，避风寒，按时服药，变化随诊。

二诊：患者病情好转，心悸汗出减轻，仍有心烦，仍有眼球突出，颈部增粗，双手震颤，舌质红，苔薄黄，脉弦数。得之治疗辨证准确，治法得当，仍守原方加紫石英30g（先），白蒺藜15克，海浮石15克，三棱10克，再服7剂巩固疗效。

三诊：患者病情好转，心悸心烦减轻，汗出减少，仍有眼球突出，颈部增粗，双手震颤，舌质红，苔薄黄，脉弦数。守方继服7剂，巩固疗效。

四诊：患者病情好转，无心悸，偶有心烦，双手震颤减轻，舌质淡红，苔薄黄，脉弦滑。继服前方3周，巩固疗效。

五诊：无心悸心烦，无怕热汗出，纳可便调，双手震颤好转，眼球突出减轻，颈部增粗减轻，稍觉气短乏力，舌质淡红，苔薄白，脉弦细少力。查：心率：78次/分，突眼征（+），甲状腺肿大，复查甲状腺功能均正常，故将本方配成水丸，口服1次10克，1日3次，巩固疗效。

按语：甲状腺功能亢进症，简称“甲亢”，属于中医“瘿病”范畴，是指由多种病因导致甲状腺功能增强，分泌甲状腺激素过多所致的临床综合征。其临床表现以甲状腺弥漫性肿大（颈部增粗）、突眼、双手震颤、恶热多汗、心悸易怒、多食消瘦为主要证候特征。

八、肥气（脂肪肝）

验案一

患者陈某，女，45岁，2017年9月6日初诊。患者述近3月来，自觉右胁肋部满闷不舒，遂于门诊就诊。证见：右胁肋部满闷不舒，形体肥胖，头身沉重，脘腹痞闷，恶心纳呆，口苦口粘，眼睑黄色瘤，时作咯痰量多，乏力，舌苔黄腻，脉弦滑数。查血脂示正常，腹部彩超示脂肪肝（轻度）。

西医诊断：脂肪肝。

中医诊断：肥气，证属肝气郁滞，痰热互结。

治法：疏肝解郁，清热化痰。

处方：越鞠丸加味。

苍术10克，川芎10克，栀子10克，神曲10克，香附6克，泽泻30克，决明子15克，荷叶10克，茵陈15克，虎杖10克，山楂10克，石菖蒲10克。水煎服，每天1剂，分两次服用，7剂。

二诊：患者服7剂后右胁肋部满闷减轻，乏力好转，述仍时有脘腹痞闷，咯痰黄稠，遂于原方加黄连10克，瓜蒌30克，以增清热化痰之力。水煎服，日一剂，分两次服用，10剂。

三诊：服上方 10 剂后自觉诸证明显减轻。续服二诊方，水煎服，日一剂，分两次服用，继续服用7剂以巩固疗效。

按语：中医虽无脂肪肝之病名，却有类似脂肪肝之病症的描述。于师认为脂肪肝应归属于“积聚”、“肥气”等范畴。《黄帝内经·灵枢·邪气脏腑病形》篇曰：“肝脉微急为肥气，在胁下如复杯”，即说明肝之积块在胁下，其状如复杯，名曰肥气。唐·杨玄操《难经集注》曰：“肥气者，肥盛也。言肥气聚于右胁下，如复杯突出，如肉肥盛之状也。”描述了人体肥胖的特征。《重订严氏济生方·癥瘕积聚门》亦云：“夫积有五积，聚有六聚……。故在肝为肥气，在心曰伏梁，在脾曰痞气，在肺曰息贲，在肾曰奔豚。”亦明确指出肥气的病位在肝。

于师认为，脂肪肝主要因情志内伤，或过食肥甘厚味，饮酒过度，身体肥胖或久坐少动，损伤脾（胃），使肝脾功能失调，气血津液运行出现障碍所致；谓其病位在肝，与脾（胃）关系密切，从本质上说“六郁”是导致脂肪肝之主要病因。该患者因气郁不畅，致津液凝聚成痰；并气郁日久化火，火郁灼液而为痰；同时唐容川《血证论》有云：“须知痰水之壅，由瘀血使然，然使无瘀血，则痰气自有消溶之地”，可见瘀血日久必会影响水液代谢，使水湿停聚，复为痰浊。如此久之则气结、血凝、湿浊（脂质）积聚于肝而成。该患者证见右胁肋部满闷不舒，头身沉重，脘痞纳呆，口苦口黏，舌苔黄腻，脉弦滑数，辨证当属肝气郁滞，痰热互结，治疗以疏肝解郁，清热化痰为法，方药以越鞠丸加减组方，方中以越鞠丸行气解郁、清热化痰；加泽泻、荷叶、茵陈、虎杖、决明子清利热湿；山楂消食化积，行气散瘀；石菖蒲化湿和胃，可醒脾胃，行气滞，消胀满。全方可使肝郁解，湿热除，痰浊消。

九、不寐（失眠）

验案一

患者女性，57岁，初诊（2011年3月15日）以失眠半月余始来就诊。半月前，患者因家庭琐事与家人发生矛盾而生闷气，后来逐渐出现失眠，起初不以为然，后发展为彻夜不眠，病重半月始来就诊。证见：失眠少寐，心烦懊恼，胸闷口苦，痰多恶呕，舌质红舌苔黄腻，脉象弦滑。

西医诊断：失眠。

中医诊断：不寐。肝郁化火，痰阻魂离。

治法：清肝泻火，涤痰安魂。

处方：双夏温胆汤加减。

半夏15克，夏枯草15克，陈皮10克，茯苓10克，竹茹10克，枳壳10克，黄连10克，珍珠母（先煎）30克，远志10克，石菖蒲10克，甘草6克，生栀子15克，豆豉15克。水煎服，每日1剂，分早晚两次服用，4剂。

二诊：服上方4剂后睡眠明显改善，心烦懊恼症状好转，前方减生栀子、豆豉，再服7剂。

三诊：患者失眠明显改善，余诸症减轻。继续服用上方7剂，巩固治疗。

按语：本方是在温胆汤的基础上化裁而成，方中以黄连温胆汤清热和胃，理气化痰；以半夏与夏枯草相须为用，不仅清肝化痰，其交通阴阳之力更甚；远志与石菖蒲涤痰开窍，宁心安神；以珍珠母平肝潜阳，镇心安神；以甘草调和诸药。

验案二

鞠某，女，48岁，主因“失眠多梦2年”就诊。患者2年前因情绪不定，焦虑不安并出现失眠症状，曾自服“枣仁安神丸”等药物，效果欠佳，并伴见胸中灼热满闷，纳呆呕恶，心烦易怒等症，失眠症状则日渐严重，曾于医院查心电图、心脏彩超等无异常。并自诉近3个月来每晚服用舒乐安定2片，睡眠时间仍4h左右，遂就诊我院。时证见：失眠少寐，胸中灼热满闷，呕恶纳呆，嗳气，心烦易怒，口苦痰粘，舌红苔黄腻，脉弦滑数（患者体型偏胖，平素嗜食肥甘）。查BP135/70mmHg，ECG示窦律，HR82次/分，律齐。

西医诊断：失眠。

中医诊断：不寐。痰热内扰，神魂不安。

治法：清热化痰，和中安神。

处方：双夏温胆汤加减。

半夏15克，夏枯草15克，川连10克，枳壳10克，陈皮10克，茯苓10克，竹茹10克，珍珠母30克（先煎），远志10克，石菖蒲10克，栀子10克，淡豆豉10克，甘草10克。煎服法：水煎服，日1剂，早晚两次分服，7剂。

二诊：患者服上方7剂后，夜寐较前安、胸闷灼热感减轻，心烦易怒、纳呆等症明显改善，现每晚未再服用舒乐安定，能入寐5～6小时，舌红苔黄厚，脉弦滑，效不更方，继服前方10剂。

三诊：患者再服前方10剂后自觉失眠明显改善，余症皆减轻或消除，遂又守方继服上方10剂以巩固治疗。

按语：该病患之病机为肝郁化火，灼液成痰，痰火内扰，肝魂离舍，故于主任拟双夏温胆汤（双夏汤合温胆汤加减）清肝泻火，涤痰安魂以治之。双夏汤源于明·王肯堂《重订灵兰要览》，是其记录了元·戴良《九灵山房集》治疗不寐的方子，由半夏、夏枯草两味药组成，该方顺应了天地间阴阳盛衰的自然规律，也暗合了人体营卫循行的节律，广泛用于论治失眠。方中半夏燥湿化痰，和胃降逆，夏枯草清肝火、散郁结，二药合而为用，其一清化痰热，和中安神；其二乃取交通阴阳之意也，即《医学秘旨》所云：“盖半夏得阴而生，夏枯草得阳而长，是阴阳配合之妙也”。竹茹以“清热痰，宁神开郁，主治惊悸怔忡，心烦躁乱，睡卧不宁”；黄连苦寒泻火，清心除烦；珍珠母镇惊安神；远志益脾安神；石菖蒲除痰消积，开胃宽中；陈皮理气化痰，枳壳涤痰下气，使气顺而痰自消；茯苓健脾渗湿，杜生痰之源；甘草调和诸药。并加用栀子、淡豆豉以增清热除烦之功。诸药合用，使痰热得清，阴阳和平，目乃得瞑。

验案三

患者杨某，男，52岁，2013年3月19日初诊。主因顽固性失眠10余年就诊。患者严重失眠10余年，每晚服舒乐安定3片，睡眠3～4小时。间断服用中药，失眠改善亦不明显，经人介绍求诊于导师。证见：失眠多梦，胸闷憋气，善太息，心中懊恼，面色晦暗，舌暗有瘀点，苔薄黄，脉弦滑。

西医诊断：顽固性失眠。

中医诊断：不寐。证属肝郁血瘀夹火，魂神被扰不归。

治法清肝解郁，活血安魂。

处方：化瘀还魂煎加减。

柴胡10克，当归10克，川芎10克，赤芍10克，生地黄10克，枳壳10克，桔梗10克，牛膝10克，桃仁10克，红花10克，合欢皮15克，栀子10克，淡豆豉10克，珍珠母30克（先煎），琥珀粉1.5克冲。水煎服，每日一剂，分早晚两次服用。服上方7剂后复诊，睡眠情况有所改善，每晚能入寐5～6小时，舌暗，瘀点消失，脉弦滑，前方再服7剂，患者失眠明显改善，余诸症减轻。又服用上方7剂，巩固治疗。

按语：顽固性失眠隶属于中医“不寐”范畴。《增韵》：“寐者，昧也，目闭神藏。”不寐的病名较准确的反映了不能获得正常睡眠的一类疾病的特征。究其不寐成因，历代医家，论述颇多。有从营气，卫气论治，有从阴，阳之气论治，有从五神（神、魂、魄、意、志）论治，有从痰瘀论治，有从脑髓论治等等。而于教授遵经立旨，并结合临床实践，更主张从脏腑论治。尤对从肝论治理论研究颇深。于教授临证发现，现代人因情志因素导致的不寐证越来越多，其临床表现也多兼肝气郁滞，肝郁化火的症状，如善太息，心烦易怒，心中懊恼，两胁肋胀痛等。正如《黄帝内经·素问·灵兰秘典论》载：“肝者，将军之官，谋虑出焉。肝藏魂，主情志，喜条达，恶抑郁。若数谋不决，或情志不畅则肝气郁结，气枢不转，欲伸则内扰神魂而致不寐”，《症因脉治·内伤不得卧》载：“肝火不得卧之因，或因恼怒伤肝，肝气怫郁；或尽力谋虑，肝血所伤，则夜卧不宁矣”。于师认为“肝为起病之源”，“内伤杂病责之于肝”，肝气得舒，肝火得清，则不寐诸症自消。此外，于教授认为，从瘀论治不寐的理论源于《黄帝内经》的五郁论，《黄帝内经·素问·至真要大论》曰：“疏其血气，令其条达，而致和平”。《黄帝内经·素问·阴阳应象大论》云：“定其血气，各守其乡，血实宜决之，气虚宜掣引之”。而提出从瘀论治不寐证，应首推清代医家王清任，王氏在所著《医林改错》一书中称：夜不能睡，用养血安神药治之不效者，此方（血府逐瘀汤）若神。因此匠心创立了“化瘀还魂煎”，治疗因肝气郁滞，气滞血瘀，郁久化火而引起的顽固性失眠疗效显著，诸药合用，使得瘀血得除，火郁得清，神魂自安。

十、乳癖（乳腺结节）

验案一

患者女性，32 岁，2017 年 2 月 7 日初诊，双乳多个肿块伴疼痛半年余。现乳房胀痛，经前加重，停经后减轻，月经色暗，有血块，伴烦躁郁闷，两胁胀闷，口苦便干，触诊双乳多个小结节，舌黯淡，边有瘀斑、苔黄，脉弦滑。

西医诊断：乳腺结节。

中医诊断：乳癖。冲任失调，肝木化火。

治法：疏木调冲

处方：疏木调冲汤加减

柴胡 15 克，香附 10 克，川芎 10 克，栀子 10 克，夏枯草 10 克，当归 15 克，王不留行 10 克，穿山甲 10 克，瓜蒌 30 克，橘核 10 克，三棱 10 克，莪术 10 克，炙甘草 10 克。

针灸取穴合谷、太冲、光明、中都、行间、公孙、列缺、上下巨虚、足三里，以泻法为主。

5 天后，患者乳房胀痛减轻，触诊乳房肿块变软，较前减小，大便略溏，每日 1 次，予前方减栀子，继服 7 剂，乳房疼痛基本消失，肿块数量减少。加茯苓 10 克，鸡内金 10 克，再服 7 剂，巩固疗效。

按语：乳腺增生病是乳腺组织的既非炎症也非肿瘤的良性增生性疾病。其临床特点是单侧或双侧乳房疼痛并出现肿块，乳痛和肿块与月经周期及情志变化密切相关。乳房肿块大小不等，形态不一，边界不清，质地不硬，活动度好。本病好发于 25～45 岁的中青年妇女，其发病率约占乳房疾病的 75%，是临床上最常见的乳房疾病。乳腺增生隶属于中医乳癖的范畴，《疡科心得集》曰："有乳中结核，形如丸卵，不疼痛，不发寒热，皮色不变，其核随喜怒消长，此名乳癖。"

于志强教授主张"内伤杂病从肝论治""内伤杂病以开郁为先务"。喜怒不节则伤脏，脏伤则病起于阴也。肝主疏泄气机从而调畅情志，肝气调和则志意和，从而精神专直，魂魄不散，悔怒不起。反之，肝的疏泄功能失常，气机失调，可导致五脏病变，故《四圣心源·六气解》也称肝为"五脏之贼"。于教授结合自身临证体会提出在内科杂病的治疗中应考虑从肝论治。此外，内伤杂病不外乎人体六气有余不足所生之病。朱丹溪曰："气血冲和，万病不生，一有怫郁，诸病生焉，故人身诸病，多生于郁"，于教授认为"郁滞"为百病之始，贯穿疾病发生发展之全过程，并根据病邪深浅之不同，将"郁滞"分为"气机之郁""水液之郁""血络之郁""痰瘀为郁""正虚而郁"五阶段，并以"气机之郁"为先。故应用疏肝理气之法治疗乳癖，又因"冲任二经，上为乳汁，下为月水"，乳络拥塞积块，则冲任不达，故调理冲任，也应作为治疗乳癖重要方面。正如《黄帝内经·素问·上古天真论》云："夫上古圣人之教下也，皆谓之虚邪贼风，避之有时，恬淡虚无，真气从之，精神内守，病安从来"。在日常生活中注意调节精神情志，保持平和的心态。就能将很多疾病防患于未然，消病于无形。

十一、少阳头痛（偏头痛）

验案一

刘某，女，32岁。2021年2月23日初诊，患者素有偏头痛1年多，每因生气或恼怒诱发或加重，2天前，又因与家人争吵后，左侧偏头痛又作，伴头晕且胀，心烦易怒。口苦欲呕，左侧上肢麻木，便干，舌紫暗苔黄，脉弦滑。

西医诊断：偏头痛。

中医诊断：少阳头痛，证属肝郁化火，化风，夹瘀血闭阻经络。

治法：开郁，升降气机为先务。

处方：升降散合头痛灵验方加减，

僵蚕10克，蝉蜕10克，姜黄10克，栀子10克，苦丁茶10克，蜈蚣1条，桑枝30克，水蛭3克，蔓荊子10克，细辛3克，炙甘草6克，竹茹10克。7剂。水煎服，每日1剂。

二诊，偏头痛明显好转，大便微溏，原方去栀子，加白扁豆15克，莲子肉15克，继服7剂。

三诊，诸证悉除，后以逍遥散合升降散加减，配蜜丸巩固疗效，二个月后随访，未见复发。

按语：偏头痛属于中医头痛范畴，《黄帝内经》中有“首风”“脑风”之名。《东垣十书》首有“偏头痛”病名，言：“如头半边痛者，此偏头痛也。”《圣济总录·偏头痛》云：“偏头痛之状，由风邪客于阳经，其经偏虚者，邪气凑于一边，痛连额角，故谓之偏头痛也。”本病案患者偏头痛，病位为肝（胆）经循行所过，每因生气或恼怒诱发或加重，伴头晕且胀，心烦易怒，为肝失调达，肝阳上亢，肝阳化风之象，左侧上肢麻木为气滞血瘀痹阻经络，筋脉失养之象，患者病情日久郁而化火，化风，夹瘀血闭阻经络，不通则痛，治以升降散加减开郁升降气机。患者病程长，病机复杂，当分治标治本先后次序，首诊方中以升降散畅达气机；栀子、竹茹泻火除烦，正如《医学启源》言：栀子“疗心经客热，除烦燥，去上焦虚热，治风”。《本经疏证》言：“栀子为治烦要剂”。苦丁茶清肝疏风、清利头目、除烦解渴；患者左侧上肢麻木，以蜈蚣、桑枝、水蛭活血通络，《医学衷中参西录》云：“蜈蚣走窜之力最速，内而脏腑，外而经络，凡气血凝聚之处皆能开之……其性尤善搜风，内治肝风萌动……”“水蛭为其味咸，故善入血分；为其原为噬血之物，故善破血；为其气腐，其气味与瘀血相感召，不与新血相感召，故但破瘀血而不伤新血”；蔓荊子、细辛祛风止痛，《珍珠囊》言蔓荆子“凉诸经血，止头痛”，《本草纲目》云：“细辛，辛温能散，故诸风寒风湿头痛、痰饮……宜用之”，《本草经解》言：细辛“风为阳邪而伤于上，风气入脑则头痛，脑动风性动也，其主之者，风气通肝，入肝辛散也”；炙甘草调和诸药。全方共奏开郁泻火祛风化瘀止痛之功。

二诊，大便微溏，去苦寒清泻之栀子，加健脾止泻之白扁豆、莲子肉。

三诊，诸证悉除，患者性急善怒，用逍遥散合升降散加减疏肝行气活血化瘀以治本。对于气郁之证，于老常酌加柴胡、青皮、香附之属；夹血瘀者，常酌加丹皮、赤芍、紫草之类，血瘀甚者，加水蛭、土鳖虫、蜈蚣、三七粉等。

十二、淋证（前列腺增生症）

验案一

高某，男，58岁，2017年9月15日初诊。

患者自述尿后余沥，夜尿增多半年余，外院曾诊断为前列腺增生症、慢性前列腺炎，经常服用前列舒通胶囊及抗生素类药物，症状稍缓解，易反复发作。1周前患者饮酒后出现尿频、小便短赤涩痛，伴会阴部间断性疼痛。就诊时患者诸症加重，夜尿3～4次，尿频尿急，小便黄，小腹坠胀，会阴部疼痛加重，舌质红，苔黄腻，脉滑数。查尿常规：白细胞（++），前列腺特异性抗原（－），B超示：前列腺增生（3.3cm×5.0cm×3.8cm）。

西医诊断：前列腺增生症。

中医诊断：淋证，证属湿热瘀结。

治法：清热利湿，消瘀散结。

处方：前列腺消癥方加减

石韦30克，车前草30克，瞿麦10克，泽泻30克，白花蛇舌草15克，败酱草15克，生甘草10克，龙胆草10克，栀子10克，穿山甲6克，三棱10克，莪术10克，王不留行15克，川楝子10克。5剂，每天1剂，早晚分服。嘱患者忌食醇酒辛辣刺激性食物。

二诊：服上药，尿频尿急减轻，夜尿减少，小腹坠胀及会阴部疼痛改善，舌质红，苔薄黄，脉滑数，原方去栀子、龙胆草，继服7剂。

三诊：夜尿1～2次，轻微尿频，会阴部已无疼痛，无明显不适感，继服7剂以巩固疗效。之后原方加减配以丸药服用3个月余，患者夜尿增多、尿后余沥症状消失，复查B超前列腺增生较前缩小（3.2厘米×4.7厘米×3.6厘米）。

验案二

初诊：患者王某，男，56岁，因排尿困难间断发作半年余就诊。患者近半年前，生气郁怒后，逐渐出现排尿困难症状，伴小腹拘急，睾丸胀满等症，于医院就诊，查前列腺B超示“前列腺增生”，口服“桑塔、前列舒通”等药物，症状有所缓解，遂自行停药，上述症状再次发作，遂于本院就诊时症见：排尿困难，小腹拘急，睾丸胀满，多烦易怒，胸胁胀满，善太息，便干，舌红苔薄黄，脉弦。

西医诊断：前列腺增生症。

中医诊断：癃闭，证属肝郁气滞，浊瘀阻塞。

治法：疏肝活血，软坚散结消积。

处方：疏肝化瘀消增煎加减。

王不留行15克，水蛭3克，土鳖虫10克，穿山甲10克，莪术10克，柴胡10克，土贝母10克，昆布10克，元胡10克，乌药10克，橘核10克，煎服法：水煎服，7剂，每日1剂，分早晚2次服。

二诊：患者排尿困难、小腹拘急症状较前减轻，胸胁胀满有所缓解，便干，原方加大黄10后下，继服7剂。

三诊：患者诸症减轻，效不更方，继服前方10剂后，泛水为丸，巩固疗效。

按语：于志强教授认为，良性前列腺增生证为本虚标实之证，本虚者，肾气不足是也，标实者，气滞、痰凝、湿热、血瘀、寒凝是也。其病位在肾与膀胱，与肝、脾、肺等脏腑密切相关。

于教授临床推崇的“气机升降”学说，认为“百病生于郁”，主张内生杂病以开郁为先务，具体言之，即以疏木调经为主，兼以软坚散结活血消积为法。自拟“前列腺消癥方”为基础方随证加减，配合针灸治疗，《黄帝内经·灵枢·刺节真邪》言“用针之类，在于调气……坚紧者，破而散之……”，《黄帝内经·灵枢·终始》也提到“凡刺之道，气调而止”。针刺疗法可通过调和气血、疏通经络而达到治疗疾病的目的对于治疗临床所见良性前列腺增生所致诸症颇有奇效。同时于教授特别强调在辨证过程中重视辨证论治，故着眼于良性前列腺增生瘀滞的局部症状同时，根据患者不同临床表现灵活化裁，多证合参，多法并用，从而达到病愈效果。

十三、消渴（2 型糖尿病）

验案一

胡某，男，58 岁，2019 年 4 月 3 日初诊。患者体型肥胖，近 1 年来自觉口干口渴，急躁易怒，胸闷纳呆，头身沉重，身疲乏力，面目晦垢，口中黏腻，口有异味，呕恶纳差。查空腹血糖 12. 8mmol/L，平素嗜食肥甘厚味，有吸烟史三十余年，每天二十余支；饮酒史 20 年，每天二两。舌体胖大、苔黄腻，脉弦滑。

西医诊断：2 型糖尿病。

中医诊断：消渴，辨证为肝郁土壅、湿热内生。

治法：疏肝清热、燥湿健脾。

处方：消渴煎Ⅱ号方合黄连温胆汤加减。

苍术 12 克，黄连 12 克，柴胡 10 克，荷叶 10 克，竹茹 10 克，法半夏 3 克，陈皮 10 克，枳壳 10 克，葛根 10 克，蚕砂（包煎）10 克，鸡内金 10 克，栀子 10 克。7 剂，每天 1 剂，水煎，早晚各服 1 次。另嘱患者清淡饮食，多运动，忌烟酒。

二诊：患者病情好转，口渴减轻，胸闷纳呆减轻，仍有头身沉重、四肢乏力，首诊辨证治疗正确，仍守原方再服 7 剂巩固疗效。随访 3 个月，患者病情好转，饮水量可，无口渴，体力可，将上方制成水丸，每次 10 克，每天 3 次。病情好转，未再就诊。

按语：2 型糖尿病是指以胰岛素抵抗为主伴胰岛素分泌相对不足的一类糖尿病，首发症状多种多样，除多饮、多尿和体重减轻外，视力减退、肢端麻木、尿路感染、皮肤瘙痒等均可视为首发症状。本病中医病名为消渴，于师在多年临证的过程中发现，随着经济的快速发展及人们生活方式的改变，现代消渴病的病理机制不仅仅表现为阴虚燥热，越来越多的早期肥胖型 2 型糖尿病患者具有湿热内蕴，气机失和的表现，此类患者多见形体肥胖，口渴多饮，易怒口苦，胸闷纳呆，头沉身重，四肢乏力，舌体胖大，苔黄腻，脉象弦滑等，而“三多一少”表现的特征性表现不显著。

本案患者体型肥胖，平素嗜食肥甘厚味，属中医痰湿体质。于师认为早期肥胖型 2 型糖尿病患者病机主要责之于肝脾，“脾为生痰之源”，痰湿内生；加之情志不畅，气郁化火；肝火与痰湿互结成肝郁土壅、湿热内生之证，治疗当疏肝清热、燥湿健脾。消渴煎Ⅱ号是在朱丹溪“越鞠丸”的基础上加减化裁而来，全方以柴胡、枳壳疏肝解郁，升降气机；以苍术、蚕砂、栀子、黄连清热燥湿；以葛根、荷叶升胃中清气，生津止渴；鸡内金消食健胃；法半夏、陈皮、竹茹理气化痰；共奏清肝和胃化痰之功。其中黄连与蚕砂为于师临证常用的一组药对，黄连清胃热，蚕砂化痰浊，二药合用，共作清热、化痰、降浊之用。

验案二

王某，女，56岁，2018年3月12日初诊。患者两月前于外院确诊为“糖尿病”，现服用盐酸二甲双胍片，未系统监测血糖。平素自觉口渴多饮，每天饮水约2L，遂于门诊就诊。症见：形体肥胖，口渴多饮，易怒口苦，胸闷纳呆，头身沉重，四肢乏力，舌胖大苔黄腻，脉弦滑。查空腹血糖8.1mmol/L，尿常规示尿糖（+）。

西医诊断：2型糖尿病。

中医诊断：消渴，证属肝郁土壅，湿热内生。

治法：疏肝清热，燥湿健脾。

处方：自拟消渴煎Ⅱ号加减。

苍术10克，黄连10克，柴胡10克，荷叶10克，枳壳10克，葛根15克，鸡内金10克，蚕砂10克（包煎），栀子10克。水煎服，日一剂，分两次服用，7剂。

二诊。服用前方7剂后，患者自觉病情减轻，口渴减，纳食增，无胸闷口苦等不适，但仍可见头身沉重，时作呕恶，四肢乏力，舌体胖大，质淡红，苔薄黄略腻，脉弦滑。遂于原方加竹茹10克，以涤痰开郁，清热止呕；生山楂10克，以化滞消积、活血散瘀、化痰行气。水煎服，日一剂，分两次服用，再服7剂。

三诊。服上方后，患者病情明显好转，已无口渴，饮水量减少，呕恶未作，纳食可，头身沉重、四肢乏力等较前减轻，舌淡红，苔薄白，脉弦滑。再服前方7剂。

四诊。服用前方后，患者病情基本控制，进食水量正常，自述无口渴，已无乏力及头身沉重等不适，舌淡红，苔薄白，脉弦滑。遂建议给予前方7剂，巩固疗效。

按语：糖尿病是一种以糖代谢紊乱为主要表现的内分泌代谢性疾病，属于祖国医学“消渴病”范畴。传统的观点认为宜从肺、胃、肾三消论治，然于师认为糖尿病不但与肺、胃、肾三脏有密切的联系，其发病亦与肝脏有着内在联系，故其谓临证消渴病时还应重视从肝论治。所以于师认为在消渴病的治疗中，应重视调节肝脏之功能而使五脏安定，气血平调而精液能够正常生化、输布、封藏，从而使病人得以康复。该患者为情志不遂，肝气郁滞，木郁横逆犯土，脾不运化，胃失受纳，湿热内生，而见纳呆胸闷，肢体乏力，口苦易怒等症。治疗以疏肝清热，燥湿健脾为主，方选自拟消渴煎Ⅱ号。本方是于师在越鞠丸基础上加减而得，全方以苍术、黄连、柴胡、荷叶、枳壳、葛根、蚕砂、鸡内金、栀子等为主组成，方中柴胡、枳壳疏肝解郁，升降气机；苍术、黄连、蚕砂、栀子清热燥湿；葛根、荷叶升胃中清气，生津止渴；鸡内金健胃助运，全方共奏疏肝清热，燥湿健脾之功。

验案三

刘某某，女性，60岁。初诊时间：2011年1月14日。主因糖尿病史1年，口干口渴，乏力两周就诊，患者素体肥胖，一年前无明显原因及症状，体检时发现血糖略高，经多次复查血糖及胰岛素分泌试验，诊断为糖尿病，但并未系统治疗，血糖控制不理想。近两周来自觉口干，口渴，饮水较多，身重乏力，而到门诊就诊，症见：口干口苦，饮水较多，呕恶纳呆，烦躁易怒，头沉身重，四肢乏力，形体肥胖，双下肢水肿，舌体胖大，苔黄腻，脉象弦滑。实验室检查：空腹血糖：7.9mmol/L、尿常规：尿糖+。

西医诊断：2型糖尿病。

中医诊断：消渴，证属肝郁土壅，湿热内生。

治法：疏肝清热，燥湿健脾。

处方：消渴煎Ⅱ号加减。

苍术12克，黄连12克，柴胡10克，荷叶10克，枳壳10克，葛根10克，蚕砂（包）10克，鸡内金10克，栀子10克，泽泻10克，冬瓜皮15克，车前草10克，竹茹6克，生山楂10克。水煎服：7付。

二诊：服用前方后，患者病情好转，口渴减轻，纳呆减轻，双下肢水肿减轻，无口苦，无胸闷，仍有头身沉重，呕恶，四肢乏力，舌体胖大，质淡红，苔薄黄腻，脉弦滑。得之治疗辨证准确，治法得当，仍守原方去泽泻、冬瓜皮、车前草，再服7剂巩固疗效。

三诊：服用前方后，患者病情好转，无口渴，饮水量可，无呕恶，饮食量可，感觉头身沉重四肢乏力略有好转，舌质淡红，苔薄白，脉弦滑。复查空腹血糖：6.3mmol/L。得之治疗辨证准确，治法得当，前方去竹茹、山楂继服7付，巩固疗效。四诊（2011年2月4日）：服用前方后，患者病情好转，饮水量可，无口渴，体力可，舌质淡红，苔薄白，脉弦滑。得之治疗辨证准确，治法得当，仍继服前方巩固疗效，将上方制成水丸，每次10克，每天3次。病情好转，未再就诊。

按语：消渴煎Ⅱ号是在朱丹溪“越鞠丸”的基础上加减化裁而得，方中以柴胡、枳壳疏肝解郁，升降气机；以苍术、蚕砂、栀子、黄连清热燥湿；以葛根、荷叶升胃中清气，生津止渴；以鸡内金消食健胃。泽泻、冬瓜皮、车前草，以利水消肿。

十四、疱疹（单纯疱疹）

验案一

王某，女，66岁，2010年2月10日初诊。

胸胁部疱疹2天。患者2天前遇事，情绪激动，突发胸胁部疱疹，伴有疼痛。症见：右侧胸胁部疱疹，颜色深红，灼热刺痛，疱壁紧张，密集成群，性情急躁，心中烦闷，双目红赤，口渴口干，小便短赤，舌质红、苔黄腻，脉弦数。

西医诊断：单纯疱疹。

中医诊断：单纯疱疹。证属肝火郁阻，气血凝滞。

治法：清肝泻火解毒，活血通络止痛。

处方：自拟疱疹合剂Ⅱ号加减。

大青叶30克、苦丁茶10克，蒲公英15克，柴胡、夏枯草、路路通各12克，栀子、丹皮、元胡、生甘草、龙胆草、滑石、川楝子各10克，三七粉（冲）1.5克，蜈蚣2条。7剂，每日1剂，水煎服。

二诊：疼痛减轻，疱疹颜色变浅，疹形缩小，舌质黯红、苔薄黄，脉仍弦滑。故前方苦寒之品减量为大青叶15克，蒲公英、夏枯草各10克，栀子6克，余药同前再服7剂。

三诊：诸症明显好转，大便不成形日行2次，舌质红、苔薄白少津，脉弦细。故于前方去栀子、蒲公英，加白扁豆15克，甘淡健脾。继服7剂。

四诊：口干口渴，胸胁部稍有疼痛，舌质黯红、少苔，脉弦细无力，方宗一贯煎加路路通12克，蜈蚣1条，桃仁、红花各10克。再进10剂而愈。

按语：于教授同样十分重视带状疱疹后遗症的诊治，根据于教授多年临床观察，临床表现此阶段的患者多见于年老体弱者，老年人体质差正气不足是发病之因。《黄帝内经》

云："邪之所凑其气必虚""正气内存则邪不可干"，属中医本虚标实证，本虚在于肝肾阴虚或气虚不能濡养肌肤，不荣则痛；标实者在于气滞血瘀，阻滞经络，不通则痛，以致疼痛剧烈，持续不能缓解，为顽固性神经痛。治疗时，应标本兼治，多运用一贯煎加减（沙参、麦冬、生地黄、当归、枸杞子、蜈蚣、水蛭、王不留行）治疗肝肾阴虚兼有血瘀型神经痛；运用补阳还五汤加减（生黄芪、赤芍、当归、地龙、川芎、蜈蚣、元胡、土元）治疗气虚兼血瘀型神经痛，并随证化裁，灵活应用，往往能收到良好疗效。

十五、粉刺（痤疮）

验案一

王某某，女性，34岁，就诊时间：2010年9月10日。主诉：面部痤疮反复发作一年。近一年，患者面部反复出现痤疮，颜色鲜红，可有脓疱，经西医抗炎等治疗后可好转，但反复出现。就诊时证见：颜面痤疮，颜色鲜红，瘙痒明显，散在脓疱小结节，性格急躁，胸胁胀满，月经提前，口干口苦，大便秘结，小便黄赤，舌质红苔黄腻，脉象弦滑。

西医诊断：痤疮

中医诊断：粉刺。肝经郁热，血热瘀滞。

治法：清热解毒，凉血活血散结。

处方：痤疮合剂加减。

柴胡10克、夏枯草10克、生栀子10克、丹皮10克、生地黄10克、薄荷（后）10克、枇杷叶10克、天花粉15克、白花蛇舌草15克、白芷6克、皂角刺10克、生甘草6克、蝉蜕10克、白鲜皮15克、冬瓜子10克。水煎服：7付。

复诊：痤疮减少，颜色变浅，脓疱消失，舌质红，苔黄微腻，脉弦滑。处方：原方继服7付。

三诊：痤疮明显减少，无胸胁胀满，无口干口苦，二便调，舌质红，苔薄黄。

四诊：本周患者来月经经期正常，痤疮发作明显减少，颜色鲜红，无瘙痒，略有心烦，二便可，舌质红，苔薄黄。继服前方7剂。

五诊：患者月经结束，痤疮基本消退，无心烦，舌质淡红，苔薄黄，药以去冬瓜子、白藓皮泛水为丸，每日三次，每次10克，以巩固疗效。

三月后随访未再复发。

按语：于教授对"痤疮"辨证论治有独到之处。于教授深受刘完素学术思想的影响，倡导"六气皆从火化"，并善用五行生克制化理论指导临床，其认为痤疮是素体热盛或情志内伤，肝郁化热、化火，火热之邪移于肺胃，上蒸颜面（肺主皮毛，阳明主面），血热瘀滞而成。一直主张"内伤杂病、从肝论治""内伤杂病以开郁为先务"的学术思想。

十六、月经不调（闭经）

验案一

于某某，女，41岁，已婚，生育2子，2022年2月25日初诊。患者自诉患"新冠"后，心情一直不悦，随之月经不调，先后不定期，渐至闭经，体重迅速增加，刻诊证见：闭经三月，形体肥胖，白带增多，身体倦怠，困重，面目及双下肢轻度水肿，伴胸闷憋气，长出气为快，舌质淡胖，苔白腻，脉弦细，西医诊断：闭经。

中医诊断：月经不调，证属肝郁脾虚，痰湿阻于胞宫而至经闭。

治法：疏肝健脾，涤痰化湿，活血通经

处方：逍遥散合启宫丸加减化裁。

柴胡 9 克，当归 15 克，白芍 15 克，薄荷 6 克（后下），白术 10 克，茯苓 15 克，炙甘草 10 克，苍术 10 克，香附 6 克，川芎 10 克，陈皮 10 克，半夏曲 10 克，砂仁 6 克（后下），鸡冠花 10 克，车前子 30 克（包煎）。7 剂，水煎服，早晚分服。

二诊：药后，水肿消退，白带减少，仍闭经。中药继前方加减，继服 3 周（21 剂），月经已行。三诊：前方共为细末，炼蜜为丸，每丸 10 克，每日 3 次，一次一丸，巩固疗效。两月后随访，月经日趋正常。

按语：本案例是典型的肝郁脾虚，痰浊闭阻胞宫而引起的经闭证。初诊方中以半夏、陈皮、苍术燥湿行气化痰；砂仁助行气宽中；香附为妇科之仙药，《滇南本草》曰："调血中之气，开郁，宽中"，得茯苓、白术补气健脾，得当归、白芍补血行血，得柴胡、川芎、薄荷行气解郁；鸡冠花为于师常用药，止带止痢，主治月经不调、崩漏等症；车前子行肝疏肾，畅郁和阳，通利小便，湿祛痹除，为妇科炎症常用药；甘草调和诸药，诸药同用，攻补兼施，达到活血化瘀，祛痰开郁通经目的。

十七、口疮（口腔溃疡）

验案一

王某，男，68 岁，2019 年 9 月 24 日初诊。主诉：口舌生疮伴疼痛 1 周，加重 1d。患者诉 1 周前无明显诱因出现口舌生疮，创面呈黄白色，周围色淡红，饮热水或进食时稍有疼痛，自行口服"牛黄解毒片"，症状稍见缓解。1d前患者晨起后，自觉口疮疼痛难忍，伴少量渗血，进食困难，遂就诊。查体：舌前右侧可见片状溃疡面 2 个，未见融合，边界清楚，基底深陷，呈淡白色，周围绕以狭窄红晕，灼痛明显。舌红、少苔，中有裂纹，脉沉细数。刻下症：头晕头痛，心烦易怒，手足心热，两颧潮红，口干口渴，耳鸣如蝉，腰膝酸软，食欲欠佳，寐欠安，二便调。既往史：高血压病 3 年余，规律口服降压药物，血压控制尚可。

西医诊断：口腔溃疡。

中医诊断：口疮，阴虚火旺证。

治法：滋阴清热、降火敛疮，

处方：口疮合剂加减治疗。

天麻 10 克，钩藤 30 克，天冬 15 克，沙参 20 克，玄参 15 克，龟甲 15 克，生地黄 15 克，黄柏 10 克，砂仁 6 克，甘草 10 克，麦冬 10 克，菊花 10 克。7 剂，水煎，每天 1 剂，分早晚 2 次温服。

二诊：手足心热，两颧潮红，口渴等症状均见缓解，查体见溃疡面明显缩小，基底部变浅，灼痛感消失，舌红、少苔，脉数。将原方中生地黄减为 10 克，麦冬减为 6 克，继服 5 剂。后电话随访，患者诉口疮已完全愈合，无其他症状。

按语：于教授认为现代人群大多劳心太过、起居不节，心火易动，真阴耗伤，肾水不足，相火偏旺，日久则易于形成水火未济之象，因此，对于虚火型口疮治宜滋阴降火，正如王冰所言“壮水之主，以制阳光”，应以水制火，延缓口疮加重，防止口疮复发。于教授临床实践发现，多数患者口疮严重、反复发作，虽有自觉灼热之“火热”症状，但并不是实火作祟，而是虚火所伤，故临床上应审证求因、辨证论治，同时要注重预防调摄，注意调整饮食结构，保持口腔卫生，降低其发病率。

十八、血精（精囊炎）

验案一

李某某，男，66 岁，2021 年 5 月 8 日就诊。患者平素性格急躁，喜饮白酒，糖尿病病史 20 余年，前列腺炎病史 8 年。近两周以来，每遇性交时，证见阴茎涩痛，精液呈血性，伴阴囊潮湿，小腹坠胀，小便黄赤，舌红苔黄腻，脉象弦滑有力。

西医诊断：精囊炎。

中医诊断：血精。肝经湿热。

治法：疏肝通络、清利湿热、凉血止血

处方：龙胆泻肝汤加减化裁。

龙胆草 6 克、柴胡 6 克、炒栀子 10 克、生地黄 15 克、车前草 20 克、泽泻 30 克、生甘草 10 克、苍术 10 克、黄柏 10 克、牛膝 15 克、炒薏米 30 克、地肤子 15 克、石韦 15 克、蜈蚣 1 条、茜草 10 克。予 4 剂，水煎服，每日 1 剂。

二诊：服药后阴茎涩痛、阴囊潮湿明显好转，小腹坠胀感消失，舌苔渐退，精液中血液减少，偶见血丝，脉弦滑，继前方又投 7 剂。

三诊：服药后阴茎涩痛、阴囊潮湿、小腹坠胀症状消失，精液中未见血色，但偶有腰膝酸软，观其舌脉，舌红苔薄黄，脉弦滑少力，患者不愿再服中药，故以知柏地黄丸巩固疗效。随访 3 月，未见复发。

按语：患者性格急躁又喜饮白酒，本就有肝火亢盛、湿热内蕴之象，加之有前列腺炎病史，而发为血精。龙胆泻肝汤泻肝胆实火，清下焦湿热，为临床治疗肝经湿热下注的要方，尤其是治疗湿热下注型的阳痿、遗精、阳强、子痈、血精等男科疾病，疗效确切。于教授在应用本方时亦有独到见解，方中以龙胆、栀子清肝胆、三焦之火郁；以柴胡升肝之气，调肝之性，以开气郁；生地滋肝肾之阴；以车前草、泽泻清热利湿；原方中去黄芩改用黄柏，加强清利下焦之力；去木通、当归，加炒薏米、苍术补益脾胃、清利中焦湿热；加地肤子、石韦清热利湿，引邪自膀胱而泄；加牛膝引药下行，合生地补益肝肾以固本，合地肤子、石韦引邪从下而出，因势利导，与柴胡一升一降，以复气机升降；加蜈蚣，用其走窜之力，开肝之诸郁，通络散结，如《本草纲目》云其：“走窜之力最强，内而脏腑，外而经络，凡气血凝聚之处皆能开之，”以开湿、热、血郁，为于教授开郁的擅用、常用之药，以其通行之力加强诸药疗效；加茜草凉血止血，以甘草调和诸药。诸药合用既开气、火之“无形之郁”，亦开湿热之“有形之郁”，泻中有补、疏中有养、升降有度，祛邪而不伤正、开郁而调气机。二诊时，诸症好转，邪气渐退，故守方治疗。三诊，患者诸证悉除，唯见肾虚之象，此时正处“正虚而郁”的阶段，经前治疗，湿热之邪渐衰，而肾阴未复，病证由实象为主而转为以虚象为主的肝肾阴虚，且患者舌红苔薄黄可知阴虚同时有火郁之象。知柏地黄丸为滋阴泻火经典方剂，临床广泛应用于各类证属肝肾阴虚、阴虚火旺的疾病，如糖尿病、甲状腺功能亢进等内分泌系统疾病，阳强、不育、血精、遗精等男科疾病，女性更年期综合征、女性性早熟、老年性阴道炎等妇科疾病，以及尿路感染、肾病综合征、老年良性前列腺增生、老年女性压力性尿失禁等泌尿系统疾病。于教授用此方为该病善后固本，方中知母清热泻火且能滋阴，黄柏泻下焦之火又能燥湿，两药同用既散火郁，又散余邪之湿郁；以熟地、山药、山茱萸“三补”滋补肝肾之阴，补血益精、固本扶正；以泽泻、茯苓、丹皮“三泄”利水渗湿、凉血散瘀，以制“三补”之滋腻，清余邪之诸郁。诸药合用清热滋阴、补益肝肾，且补中有泻，散诸郁而不伤正，补正气而不留郁。

十九、石淋（泌尿系结石）

验案一

马某，男，51岁。2021年10月12日初诊。主诉：腰部酸痛1个月，加重2天。患者1个月前无明显诱因出现腰部酸痛，未予治疗，2d前腰部酸痛症状加重并伴小腹拘急、小便涩痛黄赤、阴囊潮湿，纳寐可，大便可，舌红，苔黄腻，脉弦滑。查体：左肾区叩击痛阳性。辅助检查：①尿常规：红细胞（+），白细胞2～3个/HP；②泌尿系彩超：左肾输尿管上段结石，结石大小约0.4厘米×0.3厘米。

西医诊断：泌尿系结石。

中医诊断：石淋。湿热蕴结证。

治法：清热利湿，通淋排石。

处方：通淋排石汤加减。

车前子、石韦、白茅根各30克，白芍18克，冬葵子、地肤子、金钱草、海金沙、鸡内金、川牛膝各15克，瞿麦、炙甘草各10克，乌药6克。7剂，水煎服，分早晚温服。并嘱患者每日多饮温开水，忌辛辣刺激油腻饮食，忌久坐，适当跳跃运动。

二诊：患者仍腰部酸痛，小腹拘急、小便涩痛黄赤、阴囊潮湿等症状较前缓解，舌红，苔黄，脉弦滑。原方加菟丝子、杜仲各15克以补肾壮腰，继服7剂。

三诊：患者自诉2d前排出不规则黄豆大小结石1枚，腰部酸痛及阴囊潮湿症状较前明显缓解，余症消失，纳寐可，二便调，舌红，苔薄黄，脉弦滑无力。查体：左肾区叩击痛阴性。辅助检查：①尿常规：阴性；②泌尿系彩超提示左肾输尿管上段结石消失。前方去白茅根，车前子、石韦减量至15克，继服7剂以巩固疗效。2个月后随访，患者诸症消失，未复发。

按语：泌尿系结石是泌尿外科的常见疾病之一，其由尿液中的有机基质和晶体物质异常积聚而发，常出现在肾盏、输尿管及尿道等部位，具有高发病率、高复发率的特点，可归属于中医“石淋”范畴。于教授认为“石淋”基本病机为本虚标实，以肾气亏虚为本，湿热蕴结为标，本例患者平素嗜食肥甘厚味，湿热内生，年老肾虚膀胱气化失司，湿热不得疏利，煎灼津液日久凝聚为石。治疗当分轻重缓急，急则治标，初期以清热利湿、通淋排石为主，正如《医宗必读》所言：“清其积热，涤去砂石，则水道自利”。方中子类药车前子、冬葵子、地肤子内实质重，在治疗上有向内、向下的作用趋势，善清热利湿、走里利尿；金钱草、海金沙、鸡内金利尿通淋，排石化石。现代药理学研究表明金钱草富含多种酚酸类化学成分，可抑制尿中结晶形成与聚集，具有溶石排石功效。海金沙提取物可明显降低泌尿系统中草酸钙含量，增强输尿管压力，具有促排尿功效。鸡内金含有稀盐酸成分，善化积消石；石韦、瞿麦滑窍通淋、清热利湿；牛膝性善下行，利尿通淋，引石下排；

白茅根清热利尿，凉血止血；乌药行气通滞，以助药力；白芍、炙甘草酸甘化阴、缓急止痛；诸药合用，共奏清热利湿、通淋排石之效。二诊，患者腰部酸痛未见明显改善，余症较前缓解。《诸病源候论》曰："诸淋者，由肾虚而膀胱热故也"，认为淋证以肾虚为本，此阶段强调缓则治本，故原方加菟丝子、杜仲各 15 克补益肾气，激发肾气升腾、推动、气化之功，以达补肾壮腰之效。三诊，患者结石排出，诸症好转，尿常规指标恢复正常，前方去凉血止血之白茅根，清热利湿重剂之车前子、石韦减量，继服 7 剂，固护肾气，巩固疗效，标本同治。

（袁宏伟　朱林平　刘岩　刘晨阳　祁向争　张瑞　贾轲欣　李泽辰　杜泽珺　许诺　付利华　高嘉蕾　黄丹妮　徐逸凡　丛日双　杨帆　张红霞）

参考文献

[1]张召强，李明.玄参的化学成分及药理作用的研究进展[J].中国医药指南，2013，11（26）：49-51.

[2]陈平，邓承颖.中药黑芝麻的研究概况及其应用[J].现代医药卫生，2014，30（04）：541-543.

[3]贾春平."热淫于内"的气味配伍理论及应用[D].浙江中医药大学，2015.

[4]刘长玉，周祺.于志强治疗高血压病经验方介绍[J].江苏中医药，2011，43（02）：74.

[5]刘长玉，周琪，于志强.于志强从肝论治过早搏动的经验[J].山东中医杂志，2012，31（05）：358-359.

[6]刘岩，袁宏伟，孙非非.于志强从肝之体用论治快速心律失常经验[J].湖北中医杂志，2019，41（09）：17-19.

[7]朱林平，李侠，刘岩.于志强运用温胆汤加减论治心系病证经验[J].湖北中医杂志，2021，43（07）：17-20.

[8]孙非非，王智先，杜武勋.基于"承制和合"理论探讨慢性心力衰竭因机治要—于志强学术思想辨析[J].天津中医药，2018，35（11）：804-807.

[9]付利华，高嘉蕾，杨帆，等.于志强辨治内伤头痛经验[J].中医药临床杂志，2023，35（11）：2139-2143.

[10]黄丹妮，朱林平，吴昀，等.于志强教授运用升降散经验[J].云南中医中药杂志，2022，43（09）：8-11.

[11]赵丹，刘长玉，于志强.基于肝脾相关理论辨治偏头痛经验撷粹[J].江苏中医药，2017，49（07）：15-17.

[12]姬壮壮，祁向争，刘建锋，等.于志强临床运用虫类药经验[J].湖南中医杂志，2021，37（03）：49-50+53.

[13]刘岩，曹旭焱，于志强.于志强教授运用血府逐瘀汤之经验[J].光明中医，2014，29（04）：696-697.

[14]林家冉，卫若楠，马将.红花的临床应用及其用量探究[J].长春中医药大学学报，2021，37（06）：1212-1215.

[15]刘朋良，许二平，康丽杰，等.栀子豉汤治疗抑郁症研究新进展[J].中华中医药学刊，2024，42（02）:171-174.

[16]黄庆，李志武，马志国，等.地龙的研究进展[J].中国实验方剂学杂志，2018，24（13）：220-226.

[17]陈龙，彭程琪，樊明旭，等.鱼腥草药理作用及抗肺炎作用研究进展[J].人参研究，2022，34（05）：52-54.

[18]中国中西医结合学会呼吸病专业委员会.支气管哮喘中西医结合诊疗中国专家共识[J].中国中西医结合杂志，2023，43（01）:12-20.

[19]尹硕淼，高志凌，聂卫群.虫类药在肺系疾病中的应用探析[J].陕西中医药大学学

报，2021，44（05）：59-62.

[20]李侠，朱林平，于志强.于志强教授妇科临证验案举隅[J]内蒙古中医药，2021，40，（04）：77-78.

[21]邵绍丰，张爱鸣，刘耀，等.单味中药金钱草、石韦、车前子对大鼠肾结石肾保护作用的实验研究[J].浙江中西医结合杂志，2009，19（06）：342-344.

[22]李玉国，姜立娟，崔巍，等.鸡内金的功效、应用及用量研究[J].长春中医药大学学报，2021，37（04）：930-933.

[23]赵扬，谭艳云，刘映红等.中药“四金”治疗泌尿系结石的研究进展[J].中医药导报，2018，24（10）：110-112.

[24]常晓雨，刘长玉，于志强.于志强治疗良性前列腺增生经验[J].湖南中医杂志，2019，35（05）：35-37.

[25]刘岩，于志强，刘长玉.于志强“郁滞论”思想探源及解析[J].河南中医，2017，37（09）：1522-1525.

[26]朱林平，李侠，祁向争.于志强教授经络辨证临床验案[J].云南中医中药杂志，2019，40（04）：1-4.

[27]谢作钢，陈盛镱，徐潘，等.基于医案整理的柴胡汤类方男科运用方证研究[J].浙江中西医结合杂志，2017，27（02）：158-160.

[28]潘旭，朱鹤云，张昌浩，等.龙胆化学成分和药理作用研究进展[J].吉林医药学院学报，2020，41（02）：150-151.

[29]兰金花，马文聪，陈龙浩.地肤子化学成分及药理活性研究进展[J/OL].中药材，2024（02）：506-512.

[30]程梦宇，刘岩，于志强.于志强教授治疗血精临床经验[J].亚太传统医药，2023，19（12）：120-124.

[31]覃晋，覃坤，张永利.五子衍宗丸用药思路辨析[J].云南中医中药杂志，2018，39（03）：42-43.

[32]曾小艳.子类中药治疗无子症的人文表达[J].中外医学杂志，2022，18（36）：173-175.

[33]刘建锋，祁向争.于志强灵活运用黄连温胆汤验案2则[J].湖南中医杂志，2020，36（11）：107-108.

[34]朱林平，李侠，刘岩，等.于志强运用越鞠丸论治杂病经验[J].成都中医药大学学报，2020，43（02）：5-8.

[35]朱明丹，于志强.于志强主任从肝论治糖尿病的经验[J].云南中医中药杂志，2016，37（09）：8-9.

[36]朱林平，李侠，祁向争，等.于志强教授经络辨证临床验案[J].云南中医中药杂志，2019，40（04）：1-4.

[37]刘岩，曹旭焱，于志强.于志强治疗甲状腺功能亢进症之对药浅析[J].中国中医药信息杂志，2015，22（04）：108-109.

[38]曹莹，张金梅.王立琴治疗甲状腺功能亢进症经验[J].四川中医，2016，34（09）：10-11.

[39]周祺，刘长玉，于志强（指导）.于志强教授治疗甲亢经验总结[J].中华实用中西医杂志，2010，023（007）：61-62.

[40]朱林平，李侠，刘岩，等.于志强运用越鞠丸论治杂病经验[J].成都中医药大学学报，2020，43（02）：5-8.

[41]郑飞飞，刘岩，于志强.于志强从“郁滞论”辨治高脂血症经验[J].湖北中医杂志，2021，43（09）：26-29.

[42]周祺.于志强治疗脂肪肝的经验[J].河北中医，2009，31（07）：965-966.

[43]周月，祁向争，于志强.于志强应用足肿方治疗下肢水肿经验[J].浙江中医杂志.2023（08）：559-560.

[44]刘长玉，周祺，杜武勋，等.于志强教授运用逍遥散加减临床经验[J].河北中医，2014，36（01）：5-6.

[45]周祺，刘长玉，于志强.于志强论治带状疱疹经验简介[J].山西中医，2011，27（10）：4+8.

[46]周祺，刘长玉，于志强.于志强教授从肝论治女子面部痤疮的经验[J].医药前沿，2011，01（17）：135-136.

[47]姬壮壮，祁向争，于志强.于志强运用花类药调节肝之疏泄经验[J].西部中医药，2022，35（07）：43-45.

[48]王雪，范翠莲，黄丽君，等.于志强从“火”论治口腔溃疡经验[J].湖南中医杂志，2021，37（12）：39-40.

[49]袁宏伟，于志强.于志强教授辨证治疗胸痹五法[J].天津中医药，2017，34（07）：436-438.

[50]刘坤，刘岩，李将豪，等.于志强临床运用“火郁发之”医案 2 则[J].湖北中医杂志，2022，44（04）：17-20.

[51]朱林平，李侠，刘岩.于志强运用温胆汤加减论治心系病证经验[J].湖北中医杂志，2021，43（07）：17-20.

[52]刘岩，曹旭焱，于志强.于志强教授变化运用温胆汤之经验总结[J].实用中西医结合临床，2013，13（08）：71-72.

[53]刘卓衡，刘坤，李将豪，等.于志强运用天茶温胆汤治疗眩晕经验[J].中国民间疗法，2023，31（07）：50-52.

[54]祁向争，马志豪，姬壮壮.于志强教授治疗单臂水肿经验撷萃[J].内蒙古中医药，2020.39（11）：85-86.

[55]刘长玉，周琪，于志强.于志强主任“从肝论治失眠”的经验[J].天津中医药，2013，30（12）：761-762.

[56]刘岩，王东平，朱明丹，等.于志强教授“疏木调冲”法治疗乳癖经验[J].天津中医药，2017，34（12）:796-797.

[57]黄丹妮，朱林平，吴昀，等. 于志强教授运用升降散经验[J]. 云南中医中药杂志，2022，43（09）：8-11.

[58]常晓雨，刘长玉，于志强.于志强治疗良性前列腺增生经验[J].湖南中医杂志，2019，35（05）：35-37.

[59]步曦，刘云龙，尹艺璇，等.于志强从肝论治消渴常用药对经验[J].中医药导报，2024，30（03）：156-159.

[60]刘建锋，祁向争.于志强灵活运用黄连温胆汤验案 2 则[J].湖南中医杂志，2020，36（11）：107-108.

[61]周祺，刘长玉，于志强.于志强论治带状疱疹经验简介[J].山西中医，2011，27(10)：4+8.

[62]周祺，刘长玉，于志强.于志强教授从肝论治女子面部痤疮的经验[J].医药前沿，2011，01（17）：135-136.

[63]姬壮壮，祁向争，于志强.于志强运用花类药调节肝之疏泄经验[J].西部中医药，2022，35（07）：43-45.

[64]刘长玉，周祺，杜武勋，等.于志强教授运用逍遥散加减临床经验[J].河北中医，2014，36（01）：5-6.

[65]王雪，范翠莲，黄丽君，等.于志强从“火”论治口腔溃疡经验[J].湖南中医杂志，2021，37（12)：39-40.

[66]程梦宇，刘岩，于志强.于志强教授治疗血精临床经验[J].亚太传统医药，2023，19（12)：120-124.

[67]黄丹妮，朱林平，刘岩.名中医于志强临床运用子类药经验[J].陕西中医，2023，44（12)：1792-1795+1799.